임상한의학, 어떻게 공부할 것인가?

임상한의학, 어떻게 공부할 것인가?

■ 자연그린한방병원장 / 최희석 지음

한국학술정보㈜

머리말

　현대에 와서 인류문명은 경제적 번영과 과학기술의 발전으로 대전환을 맞이하여 상호존중과 화해의 물결이 찾아왔다. 건강 측면에서 보더라도 평균 수명이 80세 이상인 나라 - 예로 이탈리아, 일본 - 도 있다. 이럴 수 있는 토대는 과학기술의 발전에 있다. 과학기술의 발전은 경제적인 부와 발전을 가져왔고 이로 인해서 사회적인 안정을 가질 수 있어 인류 수명은 급속히 늘어났다. 의학적인 문제로는 상하수도문제해결과 전염병예방, 예방적 측면에서 사회적인 역할을 충실히 시행할 수 있게 되었고 건강한 생활습관을 들 수 있겠다.

　눈여겨보면, 장수나라와 사회를 만들어 가는 과정에서 실제 임상의학적인 역할은 크지 않았다는 점을 발견할 수 있다. 의료시술이나 의료기술 발전보다 그 사회가 이루는 경제적인 토대가 더 중요하다는 것을 알 수 있다. 예로 우리 동양의학을 발전시켜 온 화타, 장중경, 허준, 이제마 선생님 등이 존재해 왔다. 그분의 시대에 국민의 건강성은 그 시대의 한계를 넘어서지 못했다. 하지만 지금은 그러한 명의가 없지만 대중은 더 건강하다. 또한 동시대에서도 사회적인 불안정과 기근으로 평균수명이 60대에 머물러 있는 나라도 가까이 있지 않는가.

　그런데 물질적 의학의 꽃을 피우는 이 시대에는 한편으로 물질의학의 한계를 맞이하고 있다. 예로 '평생 약을 복용하세요!' '이 병은 치료 불가능합니다.' 이러한 질병관은 의학의 오류나 잘못이 아니라 지금의 의학체계로는 치료 불가능하다는 것을 거짓 없이 말하는 것이다. 즉 현시대 물질의학의 한계이며 이는 다음 시대까지 이어질 가능성도 높다.

물질의학을 넘어선 의학으로 '심신의학', '통합의학'을 생각할 수 있다. 생활치료, 심신치료를 통해서 건강을 회복하는 것이다. 여기에서도 한계는 존재한다는 것을 미리 말하고 싶다. 그 안에 현대 과학의 한계가 존재하기 때문이다. 즉 심신의학과 통합의학을 구사하는 의학자가 가진 지적 수준이 현대과학에 의거하기에 오늘 현대과학의 한계는 통합의학이라는 내부적인 면에서나 임상적인 면에서 여전히 똑같이 나타난다.

물질적 한계를 넘어서 생활, 심신을 다루어 왔던 의학이 동양의학이었다. 우리 한의학이 물질(양, 한)의학을 넘어선 어떤 대안과 모델을 현대 양방의학과 함께 만들어 내어 인류 삶의 질적 향상을 꾀할지는 모를 일이다. 그 몫은 우리 현시대의 한의사 어깨에 있음은 분명하다. 우리가 어떤 세계관과 시각으로 진료를 해 나가며 한의학을 어떻게 이끌어 가느냐에 따라 미래한의학의 모습이 결정될 것이기 때문이다.

이 글은 2010년 3월에 책의 소제목까지 작성하고 그 내용을 채우기 시작하여 7월 말까지 작성하면서 빠진 내용을 두세 가지 발견하고 그 내용을 추가로 하였다. 글을 쓰면서 깨닫는 것은 1) 나의 무지함, 2) 나의 나태함이다. 특히 '명의를 구하라'는 글 작성 중에 오류를 확대 재생산하는 학파의 선전에 대해서 방관함으로써 그런 학문이 전염되고 있다는 현실에서 나의 나태함을 보았다. 한의학의 탈만 있지 내용은 없는 껍데기일 때, 전통 가치는 퇴색되고 상실될 우려가 있다. 나는 급진적인 의료일원화도 실현 가능하다면 환자의 치료를 위해서 동의하지만, 전통적인 가치의 학문을 보존하고 계승할 수 있는 제도적인 틀의 보존도 중요하다고 본다. 즉 어떤 시대상황이 오더라도 일부 대학은 전통한의학을 교육하고 전통한의사를 배출해 내야 한다. 또 어떤 경우에는 이러한 일은 방만한 교육체계보다는 오히려 한두 곳에서 핵심교사들에 의해서 집중 교육되는 것이 필요하다고 본다. 이에 기회가 되면 그러한 작업에 헌신할 수 있기를 기대해 본다.

이 책을 출판하는 목적은 오늘날 한의학계의 위축된 의료상황이라는 현실에서 후배 한의대생 및 한의사 초년생들이 전통한의학에 희망을 가지고 접근하길 바라면서, 미래한의학을 이끌어 가기 위해서 어떤 자세와 방법으로 임상한의학을 공부해야 그 가치를 보존하고 발전시켜 나갈지, 한 선배 한의사로서 제안과 조언을 드리고 싶었기 때문이다. 내가 부족하고 준비하지 못한 부끄러움으로 우리의 위축된 현 임상 한의계 현실이 존재함을 밝히지 않을 수 없다. 다만, 여러분도 어느 순간 기성한의사가 되어 나처럼 다소 책임감과 안타까움의 마음으로 지금과 같은 입장에서 후배들을 바라보지 않기를 바라는 마음 간절하다. 10년, 20년 세월의 흐름 속에서 학문에 뜻을 두고 정진해 나간다면 한의학 발전뿐만 아니라 자신과 후학에게 다소 떳떳하고 자신 있게 대할 수 있을 것이라고 보며, 갈 수 있는 많은 길 가운데 하나의 길을 제안하는 것이니 참고삼아 읽어 주길 바란다.

2010년 9월 10일

빛고을에서 소성(素性)

최희석

차례

"옛날 뛰어난 의원은 사람의 마음을 잘 다스려서 미리 병 나지 않도록 하였는데, 지금의 의원은 사람의 병만 다스리고 사람의 마음을 다스릴 줄 모른다. 이것은 근본을 버리고 끝을 좇아 원천을 캐지 않고 지류만 찾는 것이니 병 낫기를 구하는 것이 어리석지 않는가?"

-『동의보감』 서문에서 -

현대 임상한의학은 어떤 학문인가

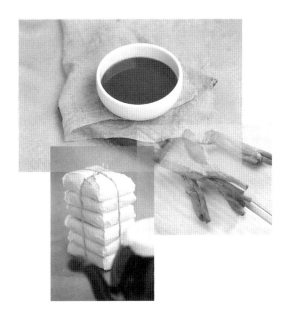

1. 한의학은 질병진단 치료의 실증학문이다

한의학이 꽃을 피우는 공간은 바로 진료실 내이다. 도서관이나 실험실 공간이 아니라 살아 숨 쉬는 환자가 있는 곳이다. 한의학이 살아 있다는 것은 농어촌 진료공간에 가 보면 쉽게 볼 수 있다. 대학시절 간혹 농어촌 간의 진료 공간(건보연의 활동)에서 환자를 보면, 한의학이 얼마나 실천적으로 유용한지 금세 느낄 수 있다. 의료기기라고는 청진기, 혈압계 하나에 치료방법으로는 침과 뜸, 보험약제가 전부이다. 그것으로 퇴행성관절염, 산후풍, 중풍 전조증 및 후유증, 디스크 질환, 위장 및 내과적인 질환, 두통 등 신경계 질환, 혈압이나 당뇨의 합병증 등 환자를 치료하였다. 이미 20년이 지난 세월인데 옅은 실력으로 한의학과 3~4년 때 농촌 진료를 정기적으로 다녔던 기억이 생생하다. 진단은 몸으로 하고 침 시술과 논하는 것 또한 몸으로 하였던 것이 어쩌면 지금의 나를 만들어 내는 원동력이 되었는지 모른다.

치료를 하기 위해서는 진단을 해야 하는데 한의학은 망문문절(望問

門切의 고대로부터 내려온 비기계적인, 주관적인 방법을 사용하여 진찰하고 치료에 응한다. 고전적인 이러한 방법은 오늘날 첨단과학과 사뭇 대조적이며 구시대적으로 여겨질 수 있는 학풍으로 볼 수도 있지만, 결코 얕잡아 볼 수 없는 내공(內功)이 숨어 있음을 이 책 제2장을 보면 어느 정도 이해하게 될 것이다.

서양의학이 들어오기 100년 이전까지 동양에서는 유일하게 존재한 한의학이 이 땅 민초의 고통과 함께하면서 성장하여 왔다. 당시 과학기술의 미흡함으로 인해서, 기계적인 진단과 수술요법의 미흡함은 분명한 한계로 남아 있지만, 나름대로 유행성 질환부터 암, 중풍, 혈압, 당뇨, 관절 제 질환을 진단 치료하여 왔다. 비록 병명을 달리하고 보편타당한 평균 치료가 이루어질 수 없는 근대적인 상황이었지만, 일정한 의료기술과 역량, 능력을 지니어 왔다.

과거 의료의 치료성과가 얼마나 있었는지는 의료기술 전수의 부재와 의서 기술의 미흡함으로 인해서 명확하지 않으나, 오늘날 한의학계에서 사용하는 전통 진단법과 치료(한약, 침 위주)로써 그 치료성과를 보면 과거 의업의 성과가 결코 작지 않았고 소홀할 수 없는 가치와 의미를 가지고 있음을 볼 수 있다. 오히려 우리 현대 한의사들이 전통적인 가치와 내용을 제대로 이해하지 못하고 적절히 사용하지 못함으로써, 한의학의 정체성 혼란을 가져온 건 아닌지 깊이 숙고할 필요가 있다.

오늘날 양·한방 결합과 통합의 치료를 시행하는 경우가 많지만, 아직도 많은 한의사들은 여전히 고전적인 한방 진단을 통해서 환자의 전신적인 건강 상태를 살피고 현대의 병명보다는 한의의 병증을 진단, 치료하고 있다. 다시 말해 이는 한의의 질병치료에서 병명이 아닌 병증이 주 치료대상임을 의미하고, 한의가 바로 치료의 가치와 의미로 존재하고 있다는 것을 말한다. 더욱이 자율방임의 자본시장처럼 의료계도 시골과 도시 동네마다 의원이 넘쳐나 전통 치료의 성과가 높지 않다면, 한방의 유지와 발전은 고사하고 존재 자체마저 흔들릴 수 있다. 이러한 상호 의료 경쟁 상황에서 한의의 현재 질병치료의 가치는 오늘의 의료시장에서 있는 그대로의 모습을 보여 주고 있다. 한의가 양생의학, 미병의학, 심신의료이지만 환자가 이를 위해 찾는 경우는 극히 드물며, 불편한 상태를 개선, 회복하고자 문을 두드리기에 한의는 국민대중의 질병 진단치료의 현장에 굳건히 서 있다.

2. 한의학은 장수를 여는 양생 의학이다

의학의 존재가치는 질병치료에 있지만, 궁극적 목적은 무병장수이다. 동양에서는 무병장수를 위한 연구를 오래전부터 깊이 있게 해 왔다. 이를 흔히 섭생법(攝生法), 양생법(養生法)이라고 한다. 한의학이 두 뿌리를 가졌다면 그중 한 뿌리는 장수를 위한 양생의학이라고 해도 과언이 아니다. 마치 오늘날 질병의 예방과 조기치료를 위해서 건강검진을 정기적으로 실시하며 살피듯, 과거에는 질병 예방과 장수를 위해서 양생을 중요시하였다.

한의학의 양생방법은 도가(道家) 양생방법의 지대한 영향을 받았다. 『도교와 불노장생의학』을 보면 "도사는 의학을 통해 훌륭한 도교도가 될 수 있고, 의학에 도가를 통해 자신의 건강을 살펴 장수하면 도교의 목적에도 들어맞을 뿐만 아니라 사람들을 구할 수도 있으므로 이것이야말로 신선의 도에 연결되는 것이라고 믿었던 것이다." 하여 도가는 건강장수의 방책인 양생(養生)을 궁극의 한 목표로 삼았으며 이에 도인(導引), 조식(調息), 금석약(金石藥), 방중(房中) 등 양생법을 연구하였다. 이런 바탕과 유관하게 『황제내경』은 신선(神仙)의 사상을 내포하여 건강 장수를 하면 신선이 된다고 하였다. 이를 보면 다소 비합리적인 것 같은 양생법이지만, 오늘날 현대의 건강관리 및 증진법과 서로 합일되는 부분이 많다. 예를 들어 내경에서 말하는 건강장수의 비결인 "其知道者, 法於陰陽, 和於術數, 食飮有節, 起居有常, 不妄作勞, 故能形與神俱, 而盡終其天年, 度百歲乃去"는 오늘날 국민건강관리 요령의 대표적인 예인 "운동을 규칙적으로 한다. 음식을 하루 3끼 규칙적으로 저열량 영양식으로 섭취한다. 과로를 피하고 스트레스를 그때그때 해소한다." 등과 동일한 선상에 서 있다.

오늘날 장수학 국가시책으로는 국민건강증진법으로서 연구와 방법을 시행하고 있는데, 조기검진, 예방접종과 더불어 한방(韓方)의 허브보건사업 및 이를 포함한 건강증진을 위한 다양한 방법이 시행 중이다. 공중보건과 더불어 한방보건사업에서 한방이 차지하는 영역이 존재한다는 것이다.

국민들이 한방을 찾을 때, 치료 처방보다 보약(補藥)을 선호하는 경우도 있는데, 보약에는 치료나 질병 예방의 관점보다는 몸을 튼튼히하여 예방을 넘어서 장수(長壽)하고자 하는 염원이 담겨 있다.

한의는 치료 시에도 양생을 강조한다. 치료의 목적이 단지 병만 낫는 것이 아니라 몸에 해로움을 입히지 않고 무병장수할 수 있는 건강체로 회복할 수 있도록 하는 데 목적이 있다. 또한 이를 위해서 치료 시 건강상 해로움을 준다면 하지 않은 것만 못하다고 강조한다. 이는 현대 양방의학과 사뭇 다르다. 즉 양방의학은 건강회복의 목적보다 국소질병과 증상에 치료의 주안점이 있고, 치료과정에서 설사 몸의 다른 부분에 해로움을 미친다고 하여도 국소 치료에 도움이 된다면 인체에 나타나는 부작용과 해로움을 무릅쓰고 치료에 임한다. 그러나 한의는 그렇지 않다. 양의 입장은 어떻게 보면 치료가 근본적으로 잘못되었다는 입장까지 있다. 국소치료보다 전신의 건강성을 중시하고 양생을 바탕으로 하고 있다는 점이다.

또한 한의는 질병을 치료하는 입장에서도 양생의 방법이 구체적으로 들어간다. 예를 들어 생활건강관리로 어떤 것은 피하고 어떤 것은 좋다고 하는 것이다. 이는 한의의 섭생 방법이 단지 건강법 그 자체에만 그치지 않고, 질병치료와 함께 생활 전반의 건강성을 회복하려는 의지가 있다. 이는 현대의학에서는 소홀히 여기고 경시하였는데 최근 들어 치료 측면에서 생활 건강관리 – 즉 양생 – 를 강조하고 있다.

3. 한의학은 질병을 예방하는 의학이다

질병을 예방하기 위해서는 다음의 3가지 충분조건이 필요하다. 첫째, 질병의 진행과정을 진단할 수 있어야 한다. 질병 그 자체도 파악할 수 있어야 하지만, 아직 미병이라 하여도 발병할 수 있는 가능한 상태 – 건강체와 질병 상태의 중간 단계 – 를 파악할 수 있어야 한다.

둘째, 미병을 치료할 수 있는 사회적인 의료시스템이 요구된다. 아직, 우리나라의 국민건강보험은 치료중심에 놓여 있고 미병을 치료나 관리의 대상으로 여기는 것을 꺼리는 경향이 있다. 앞으로 사회적인 환경개선이 이루어져야 질병으로부터 자유로울 수 있겠다. 셋째, 건강과 의료의 주체가 무엇인지 정확한 이해가 요구된다. 건강의 주체는 개인에게 있으며 의학과 의사에게 있지 않다. 의학과 의사는 지원 자격으로 존재한다. 첨단의학의 발달로 주객이 전도되는 상태를 낳고 있는 것이 분명하지만 생명의 주인은 환자 자신이다. 이러한 점을 놓칠 때, 의료는 질병치료가 주안점이 되고 치료는 의사가 책임지는 상황이 전개된다. 그리하여 오늘날 의료가 질병치료에만 매달린 채, 고혈압, 당뇨, 관절증을 치료하지 못하고 관리의 대상으로 평생 약을 복용해야 한다는 아이러니한 상태를 만들어 놓았다.

한의학은 건강한 몸을 꿈꾼다. 건강한 몸이란 질병으로부터 자유로울 수 있는 건강 상태를 유지하는 것을 말한다. 이를 위해 섭생, 양생을 논하며 몸의 불편함이 시작되는 반건강 상태를 치료의 대상으로 삼아 치료에 응한다. 반건강 상태란 현재 양방 검사기기로는 질병 상태로 나타나지 않지만, 환자의 자각적인 불편한 증상이나 증후가 있는 상태로서 건강체와 질병의 그 중간 단계에 놓여 있는 경우를 말한다. 한의원을 찾는 환자 가운데 일정부분 이러한 반건강 상태 – 현대의학에서는 상세불명의 증상을 지닌 – 증후를 한의학적인 방법을 통해서 해결하고자 한다. 이런 점에서 한의학은 미병의 치료의학이자 질병의 예방의학이다.

질병을 예방한다는 것은 질병의 발생과정과 상태를 파악하여 미리 조치를 취할 수 있다는 것을 의미한다. 한의학에서는 건강 상태에서 질병 상태로 가는 과정에 놓여 있는 허증(虛症)과 담음(痰飮)이나 기체(氣滯), 어혈(瘀血) 등 병증 상태를 파악하여 치료함으로써 현대적인 병명으로 발전, 전이되는 것을 차단하고 건강을 회복할 수 있는 의료체계를 만들어 왔다. 즉 미병의 상태인 반건강 상태를 병증 분류로 분석함으로써 이를 해결하는 방법으로 건강체로 회복하도록 하여 질병의 발생을 차단하는 예방적인 역할을 수행해 왔다. 오늘날 질병이 다양화되고 고질화, 만성화되어 막대한 국가의료비 지출이 이루어지고 있는 성인병 창궐시대에서 각 나라마다 선진국일수록 질병을 조기에 진단하고 특히 고혈압 · 당뇨 · 비만 · 암 등 생활습관병(성인병)의 발생률을 낮추고자 막대한 의료예산을 들여서 정기적인 건강증진과 조기진단을 실시하고 있다. 한의학이 이러한 측면에서 반건강 - 질병 이전의 병증 - 상태를 파악하여 다스려 줄 수 있으므로, 아직은 그러한 역할을 담당할 주체로서 서지 못하고 있지만, 적지 않게 성인병의 발병을 격감시키고 발현된 환자의 경우 증후 완화를 통해서 건강관리의 최적화를 이루는 데 중심이 되며 도움을 줄 수 있는 의학체계를 갖추고 있다.

4. 한의학은 유기체적인 생명의 의학이다

'인체(人體)는 소우주(小宇宙)'라는 것은 한의의 인체관을 대표적으로 보여 준다. 지구 위에서 수억 년에 걸친 환경 변화와 5천만 년쯤 되는 사회적인 환경 변화의 과정에서 인간은 지구 위의 수많은 생명체와 같이 변화와 적응을 통해서 생명활동이 이루어져 왔다. 이는 다윈의 진화설과 적자생존의 이론과 유관하기도 하지만, 한의는 독립된 개체로서의 생명체가 아니라, 지구와 떨어질 수 없는 하나의 공동 운명적인 생명체로서 유기적인 관련을 갖는 생명체로 보았다. 『동의보감』의 첫 장 <신형장부도[身形藏府圖]> 편을 보면 "孫眞人曰天地之內以人爲貴頭圓象天足方象地天有四時人有四肢天有五行人有五藏天有六極人有六府天有八風人有八節天有九星人有九竅……"(해설: 손진인(孫眞人)은 "우주에서 사람이 가장 귀(貴)하다. 머리가 둥근 것은 하늘을 상징하는 것이고, 발이 모난 것은 땅을 상징하는 것이다. …… 하늘에는 팔풍(八風)이 있고 사람에게는 팔절(八節)이 있다. 하늘에는 구성(九星)이 있고, 사람에게는 구규(九竅)가 있다. ……")라 하여 마치 『성경』의 창세기처럼 우주창조 이후 하늘을 닮은 인간을 창조하는 것과 유사하게 보았다.

생리(生理)와 병기(病機)에서 오운육기(五運六氣) 및 경락(經絡)을 살폈으며 자연변화의 외감(外感), 육음(六淫)을 본 것은 『상한론』을 대표하여 자연의 변화가 인체에 미치는 병증을 연구하였는데 오늘날 급변하는 환경변화에 따라 인체의 질병(예로 광우병, 신종인플루엔자 등)을 한의는 어떻게 정의하고 접근해야 할지 과제로 남아 있다.

자연변화와 인체 내의 조직 세포의 활동은 모두 자연과 사회적인 변화과정과 호흡을 함께하여 이루어지고 있다. 또한 각 장기는 서로 다른 장기의 영향과 의존 속에서 상부상조하면서 존재하며 장부(臟腑)는 마음과 정신활동의 영향을 지대하게 받으며 활동을 하고 있다. 인체가 국소적인 독립된 장기 활동에 의하지 않고 공능(共能)의 활동에 의해서 존재한다는 것은 오늘날 장기 이식수술과 같이 국소치료의 첨단치료에서 의학적인 한계를 내포하는 것 같지만, 한 장기의 존재성도 타 장기 활동의 생명력에 의거한다는 현실에서 그 한계를 보여준다. 즉 이식수술로 생명유지가 불가능한 경우가 있고 이를 예측할 수 있다는 것이며 오히려 이식수술을 하지 않고 자연 상태로 있는 것이 생명을 유지하는 유일한 상태의 경우도 있다.

사람과 사람 사이의 관계는 무엇보다 인체의 생리, 병리에 지대한 영향을 미친다. 부모가 자녀에게 또한 부부의 관계는 질병의 발생과 지속 및 악화를 좌우하며 장수 또한 지대한 영향을 미친다. 이는 생명체가 지닌 에너지 장을 통해서 영향을 미치기도 하며 심신의 활동을 통해서 영향을 미치기도 한다.

오늘날 환경오염에 의한 온난화현상의 증가 · 국경과 성의 개방에 따른 혼돈 · 세계화시대의 극단적인 대립과 무한 경쟁추구 등은 정리 정돈되지 못하면서 불합리한 경우가 다수 발생하여 인체의 자율신경을 과항진시키고, 음허화동(陰虛火動)하게 하여 오늘날 성인병에서 갑상선질환 및 고혈압, 양성종양 등 성인병 발병을 폭증시키고 있다.

생리적인 측면을 구체적으로 살펴보면, 외부의 환경이 자신의 존재성에 어려움을 갖게 되면 인체는 긴맥(緊脈) 혹은 현맥(弦脈)을 유발하여 자율신경계를 과항진시키면서 어깨, 목 주변의 근육을 경결시키며 혈압을 오르게 하고, 비가 오거나 눈이 내리기 전 날씨의 변화에 따라 저혈압 상태에 빠지면 인체는 혈액순환의 장애를 초래하여 몸이 무겁고 더 아프게 된다.

임상한의사는 어떤 의료행위를 하는가
─하루 외래 내원자의 이야기를 중심으로─

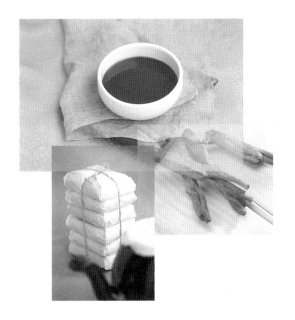

하루 내원환자의 사례를 소개하면서

　여기에 기술된 내용은 2010년 봄 어느 날 내원한 환자의 사례 모음이다. 병원을 개원하여 현재 365일 진료를 하지만 하루 진료는 365일 내원환자의 한 단면을 보여 준다.

　하나의 질환으로 전문화되었거나 특화된 진료를 하지 않는 일반적인 한방병의원을 찾는 환자층은 소아로부터 노년에 이르기까지 다양하고, 질환도 단순 감기나 염좌질환에서 만성적이고 고질적인 질환, 양방의학에서 치료하다가 다른 방향을 찾아서 오는 환자, 현대의학으로 치유가 어렵거나 불가능한 환자 등 다양하다. 여기 소개한 환자는 하루 동안 본 환자 중 빠지지 않고 기술하여 어떤 증상과 증후로 한방병의원을 찾는지 살펴보는 데 지장이 없도록 하였다. 환자를 보는 시각은 사상체질, 망진과 맥진진단, 현대의학적인 이해, 심신의 상태 파악, 선후천지기의 상황 등을 고려하여 병인과 병색을 살펴 치료방향과 가능성을 살핀다. 한방병의원을 찾는 환자층은 본원의 지역이 지방 대도시라서 이와 같은 지역이라면 대동소이할 것으로 생각된다.

한방병의원을 찾는 환자는 어떤 환자들이며 어떻게 진찰하고 살펴보는지 소개하니 예비 한의사들이 앞으로 진료 준비를 함에 있어 실질적인 참고 자료가 되었으면 한다.

- 참고

나의 진료일지의 기록은 지난 94년 이후 06년도까지 10여 년간 꾸준히 지속되었고 그중에서 암환자의 사례를 모아 03년도『암환자의 임상사례집』이라는 책을 출판하였고, 06년도에는『임상맥진강좌입문』에 임상 사례를 기술하였으며, 08년도에는 하루 내원환자를 기술하여『한의사의 하루 진료』라는 대중서적으로 출판하였다.

1. 소아·청소년의 진료

소아가 한방 병의원을 찾는 경우는 부모, 보호자에 의해서 좌우되므로 부모에 대한 병원 인식이 어떠냐에 따라 소아 환자층이 달라진다. 특히 급성기 및 중증은 지인이거나 단골환자 아니면 한방을 선뜻 이용하기는 망설여진다. 대체로 만성감기의 치료, 허약체질 개선, 심신장애, 난치성 질환일 때 내원하는 경향이 있으며 통증, 성장, 알레르기질환으로 내원한다.

최근에는 소아전문한의원들이 급속히 늘다가 주춤거리는 상태인데, 한의학의 전문화가 필요한 대세에 부합하지만 무엇보다 전문화를 이루는 내적인 역량 준비가 중요하다고 본다. 브랜드와 간판, 치료시스템보다는 결국 얼마만큼 환자의 상태를 잘 파악하고 합당하고 적절한 처방을 하여 치료하느냐인데, 소아의 경우 표현력과 증세 설명에 다소 어려움이 있어 처방과 처치의 효과를 객관적으로 나타내기 어려운 면이 없지 않아 있으나, 병명과 병증이 확실한 경우 특히 난치성의 경우에는 치료성과가 분명하므로 의학적인 처치의 유용성 판별은 분명할 것이다. 즉 소아의 상태를 판단, 판별하는 진료능력의 향상이 소아전문 한의사들에게 요구된다고 하겠다.

오늘날 소아 · 청소년 건강의 문제점은 지난 90년대 후반 IMF 이후 급속히 악화되었는데 00년대가 되면서 알레르기 질환의 폭증, 미국식 비만아의 출연과 급증, 소아 성인병질환의 폭증, Tic 및 주의력결핍장애아 등 신경정신장애자의 폭증 등으로 나타났다. 이러한 원인은 무한경쟁의 입시스트레스와 함께 유치원부터 시작되는 학습열풍에 의해서 자유롭지 못한 생활과 운동의 부족, 이에 따른 자세의 불량, 햄버거와 스테이크로 대변되는 식생활의 서구화, 인터넷과 휴대폰의 사용 증가 등이 주된 원인이라고 본다. 최근 10년 사이 이러한 일대 변화는 소아 어린이의 건강문제를 청장년으로 이어지게 만들어서 20대에 요통, 견비통 등 근육 통증 질환과 각종 신경장애와 생식기 질환(불임, 난소낭종 등)의 증가로 나타나고 있다.

아마도 사회적인 변화와 개혁이 없는 한 이러한 추세는 지속, 확대될 것으로 추정되며 이에 합당한 진단치료체계와 관리, 그리고 예방교육이 필요하다고 사료된다.

1) 감기의 치료 (1)

【환자】 (남, 4세)

【증상 및 내원 경위】

1) 1주일 전부터 감기기운이 있는데 주 증상은 기침으로 평소 잘 낫지 않는다.
2) 일상적으로 감기를 자주 앓고 있다. 집이 대전인데 직원의 친척으로 늘 감기를 앓아서 이를 해결하고자 내원하였다.

【진단 · 병인】

목양 체질 맥으로 상한(傷寒)의 병증맥인 부활(浮滑)하며 삭(數)하다.

【처방】

목양 체질의 감기로 태음인 사상처방의 열다한소탕(熱多寒少湯)과 상백피(桑白皮), 관동화(款冬花)지류를 증류로 하여 7일분을 처방하였다.

* 참고

1) 소아감기는 한약의 맛이 쓰기 때문에 복용하기 곤란하여 증류 한약을 처방한 경우가 많다.
2) 목양 체질의 감기 상태 - 기관지염, 비염, 축농증, 중이염 등 - 에는 태음인(太陰人) 사상처방의 열다한소탕(熱多寒少湯)가미증이거나 경험청심탕(經驗淸心湯)가미증이 주로 많으며 갈근해기탕, 마황정천탕, 태음조위탕증, 조각대황탕, 갈근승기탕 등도 있다.

2) 감기의 치료 (2)

【환자】 (남, 5세)

【증상】

1) 최근 축농증으로 근처 아동병원에서 치료받고 있는데, 감기를 자주 앓고 있으며 축농증을 포함하여 비염, 기침 등의 증상을 앓고 있어 치료차 내원하였다.

2) 지난번에는 복통으로 내원하여 병원 응급실을 찾아 장(腸) 내 숙변의 정체로 관장을 실시하기도 했다.

3) 축농증, 비염으로 양약을 복용하고 있는데 얼굴만 점점 놀놀해지고 낫지 않는다고 하여 한방을 찾았다.

【진단 · 병인 · 처방】

토양 체질 맥상의 상한(傷寒)으로 인한 부활(浮滑)한 가운데 삭(數)한 맥상이다. 처방은 소양인 상한증의 형방패독산(荊防敗毒散)증으로 10일분을 처방하였다.

어머니는 현재 둘째 아이(2세) 출산 이후 육아휴직 중인데 10년 된 단골 환자이다.

- 참고

1) 소양인 감기에는 병증 및 그 깊이에 따라서 급성기에는 형방패독산, 지황패독산, 시호과루탕, 형방사백산 등의 병증에 해당되어 주로 사용하며 만성 상태에서는 주로 독활지황탕가미, 형방지황탕가미 등 증에 해당되어 이를 주로 처방하여 사용한다.

2) 축농증, 중이염, 만성 알레르기성 비염 등 염증성 만성 상태의 이비인후과 질환이 한방치료로 가능할까 의심하는 한의사가 많을 것이다. 어떤 치료를 받았어도 수년째 지속된 만성 상태라고 하여도 한약의 치료로 능히 치유 가능하다. 다만, 정확한 변증시치가 되어야 그 효과로써 치유될 수 있다.

3) 감기의 치료 (3)

【환자】 (남, 7세)

【증상】

1) 비염, 해수 등 감기를 자주 앓아서 내원하였다.
2) 집은 여수인데 본원 치료자의 소개로 만성감기에서 벗어나고자 내원하였다.

【진단 · 병인】

1) 토양 체질 맥상에 상한의 부활한 기운도 없이 병사(病邪)는 가볍다.
2) 자주 앓은 원인은 주변인의 불안정 상태에서 받은 사기(邪氣) 때문으로 추정되었다.

• 참고

1. 소아가 만성감기를 자주 앓은 이유

소아가 감기를 자주 앓은 이유는 어린시기로 성인에 비해서 면역기능이 약하다는 등 공통된 일반적인 견해 이외에 개별적인 원인을 임상에서 살펴보면 다음과 같다.

1) 주변 환경 요인이 불건강한 경우에 주로 발생한다.

   예로 부모가 알레르기 질환을 앓거나 건강상 중등도 이하의 상태를 가질 때 병사(病邪)로써 아이에게 영향을 미치어 감기(感氣: 병사를 느끼는 증상)를 유발할 수 있다. 12, 13세의 사춘기를 지나면서 외사(外邪)의 기운을 거부 · 방어할 능력이 커져서 외부 인자에 의한 감기가 급격히 줄어든다. 다만 심리적, 정서적인 영향은 지속되어 평생 심신에 좋지 않은 영향을 미친다.

2) 다른 이유는 허약한 내장기운 때문이다. 타고난 허약성이 극복되지 못했거나, 한 번 아픈 이후로 장기 기능 – 특히 기관지나 소화기 쪽 – 이 정상화되지 않고 허약한 상태로 유지될 때 감기에 민감하게 반응한다. 성인의 경우도 피로한 상태에서 감기에 쉽게 감촉되듯 아이들은 성인피로 상태와 비슷한 장기허약 상태에서 그러하다.

   그러므로 허약한 장기의 상태나 미진한 병증 상태를 정확히 파악하여 이를 개선하는 사상처방을 통해서 건강을 회복하면 감기에 잘 걸리지 않는 건강체가 된다. 즉 허약한 장기의 개선이나 미진한 잠복 감기 기운을 해소하면 된다. 임상에서는 허약한 장기 상태로 노출된 경우가 허다하다. 그 이유로 현대 의학은 이러한 관점과 진단치료가 전무(全無)하다시피 한 실정이고, 한방 또한 정확한 진단과 치료를 이루어야 가능하기에 만성감기 상태로 노정된 경우를 쉽게 볼 수 있다.

3) 혹은 감기의 기운이 완전히 소실되지 않고 혈맥 내에 유지되어 재발을 반복할 수 있다. 부모가 감지하지 못하거나 환자 스스로도 잘 느끼지 못한 경우도 있지만, 잠복된 병사가 유지될 때 감

기의 감촉은 쉽게 이루어져 증상이 악화되고 근치되지 못하면
서 장감(長感)의 상태를 유발한다.

2. 만성감기 상태에서 벗어나고자 한다면

1) 부모의 건강성 회복

부모의 불건강성은 병사(病邪)로 작용하여 성장기 아이에게 막
대한 영향을 미친다. 부모의 건강성을 회복하면 소아의 감기 상
태가 격감될 수 있다. 건강성이 어느 정도 유지되는 아이라고
하여도 부모의 병사가 강하게 작용하면 외형적으로 외감(外感)
성 감기를 자주 앓을 수 있다.

2) 허약한 내장기의 기능 상태 회복

내장기운이 허약하면 감기 등에 취약(脆弱)할 수 있다. 다시 말
해서 내장기운이 튼튼한 아이들은 감기를 잘 앓지 않는다. 임상
에서 보면, 이비인후과 등에서 아이들이 감기를 자주 앓고 있으
면 대부분 기관지가 약해서 그렇다고 한다. 하지만 기관지를 비
롯하여 체질, 상태에 따라서 비위나 신장 등의 다른 장기가 허
약한 상태에 있는 경우도 많다. 보다 정확한 진단이 이루어져야
허약한 장기 기능의 상태를 파악할 수 있고 또한 이를 개선하는
처방을 받아 치유할 수 있다.

3) 잠복된 감기의 치료

알레르기 비염, 천식의 경우에서도 감기가 잠복된 상태로 존재
하는 경우를 본다. 흔히 허약체질 개선의 보약으로 치료될 것이
아니라 감기치료약으로 처방해야 된다. 이는 맥진상 중침시(中
沈時)에 부삭(浮數)한 기운으로 감기 맥상이 감지된다.

4) 틱[Tic]의 치료 상담

【환자】 (여, 8세)

【증상】

틱(tic) 증후로 내원하였다. 증상발현은 4~5개월째인데 눈을 위로 치켜뜨면서 잠시 머무는 증후를 가지고 있다.

【진단 · 병인】

1) 태음인 체질로 목양 체질 맥진 상태이며 좌우 1지의 세약(細弱)한 기운은 심폐(心肺) 기운의 허손을 의미할 뿐 아니라 뇌기능의 감퇴현상을 의미한다. 우측 1, 2지가 중침안시(中沈按時) 촉지되면서 우측 2지가 활실(滑實)한 기운이 비위(脾胃)의 사려과다(思慮過多) 상태를 말해 준다.

2) 안공의 상태 또한 의지 및 의식의 하향된 모습을 보여 준다.

【치료】

치료는 상담, 침, 한약으로서 처방한 한약은 정심사간탕(定心瀉肝湯) 중으로 10일분을 투여하였다. 침 시술로 수회 내원하였다.

【소견】

아이는 갈등과 고민의 연속에서 뇌의 과도한 에너지소모를 추정할 수 있다. 이에 따른 신경장애의 반응[틱]을 보이는 것으로 보인다.

- 틱의 한방치료

틱은 주변 환경의 불안정한 상태에 대해서 자가적인 방어기전에 의해서 발생되는 자연스런 증후로 보이며, 뇌의 기능적인 과이상 파동이 감지될 수 있다. 다시 말해서 틱은 뇌가 과이상적인 활동성을 보이고 뇌-척추의 흐름에서 좌우 비대칭적인 불균형을 보인다. 그래서 치료는 뇌 활동의 좌우 균형과 안정화를 꾀하는 것이 필요하다. 치료 성과는 현대의학의 기질적인 병(예로 뇌암)의 경우를 제외하고, 한방치료로 정상 회복이 가능하다.

5) 아킬레스 건염(achilles tendinitis)

【환자】 (남, 13세)
【초진】 09년 9월 23일 초진 이후 처음이다.
【내원 경위】 모친이 심신증으로 본원의 치료 중이다.
【증상】
1) 왼쪽 발뒤꿈치에 염증이 생겨 아프다는 것이다.
2) 합기도 도장에 다니는데 집 근처 한의원에서 치료를 받은 상태이다.

【진단·병인】
발목 아킬레스-건 주변으로 다소 부종이 있어 하지부의 좌우 근육 크기가 다르다. 원인은 합기도 도장이나 원인불명에 의한, 과용의 염좌성에 의해 발생된 것과 부가적으로 경추-허리의 밸런스 이상으로 나타난 증후로 보인다. 허리의 밸런스 불균형으로 인한 비대칭으로 좌우 장딴지 비복근의 차이를 나타낸 상황이다.

【치료과정 및 결과】
추나 교정으로 경추를 바르게 하고 허리-다리 부위의 건식부항과 체질침 시술로 5회 치료하여 치유하였다.

6) 성대(聲帶) 결절(結節)의 치료

【환자】 (남, 14세)

【초진】 3월 29일

【증상】

작년부터 쉰 소리가 나서 이비인후과에서 진찰한 결과, 성대결절로 인해 쉰 소리가 나온다는데, 아직까지 회복되지 않았고 자주 피로한 증후를 호소한다.

【진단 · 병인】

토양맥진으로 현긴(弦緊)한 기운에 기기울체의 상태를 의미한다. 복진상에서도 내장의 기운이 다소 심하게 울체된 상태를 보여 준다.

【치료과정 및 결과】

1) 시술은 1개월간에 걸쳐서 체질 침＋한약처방으로 치료하였는데 차츰 좋아지면서 치료되었다.

2) 초등, 고학년 및 중고생의 진맥 상황은 다소 긴장된 현실을 보여 준다. 부모의 기대와 요구가 큰 만큼 그에 부합하려는 아이의 심리적인 상황을 나타내어 준다.

3) 많은 아이들이 기기울체가 된 상황은 생활의 억압에 의한 작용으로 부정적인 현실을 유도할 수 있다. 그러므로 이와 같은 질병으로도 나타난다.

▪ 소아의 진찰을 잘하려면

1) 소아 진찰의 기본 지식

   ① 소아의 생리, 병리를 잘 이해해야 한다.

   ② 소아시기의 건강이 평생 건강 상태를 가름함을 직시해야 한다.

   ③ 소아의 건강회복 가능성을 파악할 수 있어야 한다.

2) 건강성과 비건강성을 구분할 수 있는 진단능력의 함양이 필요하다. 아이 건강 상태가 건강 양호와 그렇지 못한 불량한 상태를 판별할 수 있어야 하겠다. 흔히 보약처방을 원하는 경우나 치료 목적으로 내원하는 경우에도 아이의 전체적인 건강 상태의 정도, 수준을 판별, 구분하여 처리하는 것이 필요하기 때문이다. 건강한 아이에게 보약은 의미가 없겠고, 허손된 상태로 질병에 노출된 경우에는 표증만 보고 치료하면 양방처치처럼 회복되지 못하기 때문이다.

3) 허약한 장기의 구분과 더불어 잔존하는 감기의 병증 상태를 파악할 수 있어야 하겠다.

모든 아이가 허약한 것은 아니며, 감기를 자주 앓고 있다고 하여 허약하다고 단정 지을 수 없다. 또한 부모가 건강하다고 여겨도 심각한 허손 상태로 중증인 아이도 있다. 평소 상태라고 내원했지만 감기가 잔존하고 내재된 경우도 있고, 감기치료차 내원했어도 이미 병증이 수그러들어 굳이 감기치료가 필요 없는 상태도 있다. 그러므로 실제 허약한 상태를 파악할 수 있는 눈이 있어야 하며, 잔존하는 병사, 감기가 있다면 이를 감지할 수 있는 능력의 함양이 요구된다.

4) 소아시기의 바른 척추를 위한 추나 교육을 이수할 필요가 있다.

최근 자세불량의 아이들이 늘어 가는 상황이므로, 바른 척추를 위한 추나 교육을 이수하여 척추를 바르게 잡아 줄 필요가 있다. 바르지 않은 척추구조는 단지 자세불량과 통증만 유발하는 것이 아니라 내장기능 상태 및 여러 질환을 유도할 수도 있다. 예를 들어 일반적인 비염이나 만성적인 어떤 상황에 놓인 경우에도 경추의 틀어짐과 관련이 있고 요천추부의 적(積)도 발견할 수 있다. 성장기에 바르지 않은 척추는 평생에 걸쳐서 건강성을 떨어 뜨리는 악영향을 미친다. 그러하기에 성장이 완성되는 15세 이전에는 바른 척추를 위한 교육과 실천 활동이 요구된다.

7) 대학생 수비증(手痺症)

【환자】 (남, 20세)

【초진】 09년 3월 24일

【과거력과 현재 증상】

1) 작년 고3 때 어깨, 등, 뒷목, 허리의 근경직성 통증으로 내원하여 두 차례 치료를 받았다. 당시에는 수험생 스트레스와 자세불량 등에 의한 근육 통증이었다.

2) 오늘은 올해 대학입학 이후 음주를 자주 하는데, 최근 과음 이후 팔의 저림이 오고 심하면 수면장애까지 유발한다고 한다.

【진단 · 병인, 치료】

상태를 보니, 어깨, 등 부위의 근육은 경결되어 있고 경추의 틀어짐이 있다. 이로 인해 경추 목 주변의 경근이 경결되어 기혈순환(신경

혈액순환)의 장애를 유발한 것으로 보인다. 대학생활의 무절제한 생활과 자세불량이 주된 원인으로 추정되었다. 1차 경추 추나요법을 실시하고 등 및 어깨 부위의 부항과 함께 체질 침 시술을 시행하였다.

• 현대 청소년의 생활습관과 어깨, 등의 결림

오늘날 고교 때까지 장기간 앉은 학습자세유지, 운동부족, 자세불량 등으로 척추가 바르지 못하고 등이 굽는 아이들이 많아져 등, 어깨, 허리의 결림 증상을 갖는 경우가 적지 않다. 특히 강한 압박감과 중압감, 운동부족, 바르지 않은 자세를 오래 유지하는 수험생의 경우에서 이러한 자세의 불량함을 볼 수 있다. 고교 때까지 가진 자유롭지 못한 입시 틀의 불건강성이 해방된 공간인 대학에 가서 해소되기도 하지만, 오늘날 IT세대의 불건강한 생활습관 – 식생활의 불규칙, 새벽까지 pc 등으로 인한 불량한 수면생활, 운동의 미흡함, 이에 따른 정신적인 불안정 등 – 으로 말미암아 증상이 유지되거나 악화되는 경우도 흔하다. 이는 등, 어깨, 허리의 통증이나 결림 이외 내장기 질환, 여성의 월경 및 생식기 질환을 유발하는 주된 원인이다.

8) 알레르기 질환

【환자】 (남, 23세)
【초진】 4월 5일
【내원 사유】
쇠[鐵]알레르기 및 비염으로 내원하였다. 증상은 군대에 가기 이전에는 없었는데, 군대시절 휴가 나와서 집에서 처음 발생한 것 같은데,

이후 균화의 독으로 인해서 피부가 발진된 다음 이후 간혹 지속된다고 한다.

【진단·병인, 치료】

소음인 수양체질맥진인데 활실부(滑實浮)한 기운이 신수열표열병(腎受熱表熱病)의 병증을 말해 준다. 체질침 시술과 천궁계지탕(川芎桂枝湯)의 한약처방을 하였으며 요통도 겸하여 입원(入院)치료까지 진행되었다.

- 알레르기 질환

알레르기에 대해 간략히 말하면 심화(心火) 등에 의해서 혈중에 병사(病邪)가 상존하여 발생하는 증후이다. 혈중 병사가 존재하는 주된 이유는 외인(外因)의 침범에 의한 경우도 있고[육음(六淫)], 외사(外邪)에 의한 대응반응(스트레스성)으로 나타난 경우도 있다. 치유되지 않고 만성적으로 지속되는 이유는 내인이 제거되지 않았거나, 외인이 상존하고 있기 때문이다. 선천적인 유전이나 혹은 후천적인 병인의 지속으로 인해 외인이 상존하면 알레르기는 일반적인 치료로는 회복되기 힘들다. 내인을 정확히 모르고 외인의 일부 원인인 진드기나 꽃가루 등으로 치부하거나 진짜 원인인 외인을 파악하지 못한 채, 알레르기를 치료한다는 것은 근본을 모르고 겉만 치료하는 일일 것이다. 알레르기는 체질적으로 소양인, 태음인, 소음인 순으로 많은 것 같다. 증상은 내장 건강성과 병사의 경중에 의해 가볍거나 지속되거나 악화되는 상황을 만들어 낸다. 소음인의 경우 경증(輕症)일 때는 주로 신수열표열병증(腎受熱表熱病症)의 천궁계지탕(川芎桂枝湯)증으로 치료하며, 소양인의 경우 경중일 때는 주로 형방패독산(荊防敗毒散)류증으로, 태음인의 경우 경중일 때는 열다한소탕(熱多寒少湯)류증으로 혈중 병사(病邪)를 치료한다. 병사가 육음의 표사로 존재하면서도 수년간 지속되는 경우도 있지만 유전적인 변화까지 동반한 경우라면 표증의 처방으로 치료되지 못하며 변증시치를 통해서 이루어져야 한다.

정확한 내장 상태와 기혈 상태의 진단을 받지 못하고, 그에 합당한 적절한 치료를 받지 못하면 병사를 제거하지 못해 치유되지 못하고 유지되어 오늘도 알레르기 질환은 난치성으로 존재한다. 역량 있는 의사가 많아져 병인을 파악하고 근치할 수 있기를 기대해 본다.

9) 전신불량 수음(水陰) 체질

【환자】(여, 23세)

【초진】09년 5월 13일~최근 내원일 4월

【증상】

1) 좌측 흉비증으로 쑤시고 아프다.

2) 좌측 협통으로 쑤시고 아프다.

3) 하지마목, 쥐가 잘 나고 붉은 반점이 잘 생긴다.

4) 소화 장애로 식후 비만(痞滿)과 설사를 자주하고 잘 체한다.

제반 증상은 4년 전부터 발생되어 지속된다.

【진단·병인】

소음인 수음 체질로 신기(腎氣)가 억울(抑鬱)된 상태로 맥상 침안시(沈按時) 현실(弦實)한 기운이 확연하다. 어머니 왈(曰) 아이는 안 아픈

날이 없어 정밀검사도 실시했는데 별다른 이상은 발견하지 못하고 지금까지 병원을 전전하며 치료받아도 소용이 없다고 하면서 어떻게든 치료해 달라고 한다.

1) 통증은 기기울체에서 비롯되는데 경맥, 경근의 기운이 울체되어 통증을 유발한다.

2) 하지마목과 쥐가 잘 나는 것도 마찬가지로 경기의 기운이 울체되어 순행이 순조롭지 못하기 때문이다.

3) 내장의 기운 또한 울체되어 평소 위, 장운동이 순조롭지 못하고, 위장의 근맥이 경결, 결체되어 잘 흡수되지 못하는데 첨가되는 자극 하나에도 위장의 기혈울체가 심화되어 음식물이 위장에서 흡수되지 못하여(상세불명이라는 반응성) 설사가 발생한다.

환자가 갖는 기기(氣機) 울체(鬱滯)된 상태에서 벗어나지 못한 정황인데 건강상 강한 에고의 틀에서 벗어나기 위한 자각이 필요하다고 여겨졌다.

· 내과적인 잡병(雜病) 상태의 20대 청년

건강하고 활기차야 할 20대의 청년에서 외적인 통증과 저림 이외 내과적인 소화장애, 복통, 설사 및 두통, 흉비 등 심신증까지 나타나는 현실을 본다. 즉 내외적인 증후와 내장의 순조롭지 못하고 울체, 울혈로 완고하게 유지되는 경우를 적지 않게 본다. 여성은 하초의 기혈울체로 난소낭종, 자궁내막증 등을 포함한 월경증후와 남성은 요통, 소화불량 등 장애를 앓는 경우를 볼 수 있다. 그 이유는 앞서 밝혔듯이 IT세대로 불건강한 생활습관 - 식생활의 불규칙, 새벽까지 pc 등으로 인한 불량한 수면생활, 운동의 미흡함, 우리 사회의 무한경쟁과 불안정한 사회조건에 따른 정신활동의 과항진 등 – 에서 비롯되는 것이 주된 원인이라고 본다. 이러한 생활환경과 습관의 문제에 관련된 체질적인 성향이 결합되면서 병인으로 작용하는 것은 분명하다. 같은 환경과 조건이라고 하여도 체질적인 성향에 따라 스트레스 반응과 적응, 증후가 달라지는 경향이 있다.

• 수음(水陰) 체질의 이해

95년 이후 8체질을 접하여 현재(15년 동안)까지 체질맥과 체질침을 시술하고 있다. 최근까지 알게 된 수음 체질의 이해는 ① 체질 중에 가장 예민하고 스트레스에 과민반응을 유발한다는 점, ② 보통 생각하는 대중적인 위해환경에 대한 자극(스트레스)은 거의 받지 않는 편이나 일반적으로 받지 않는, 특유하게 협소한 부분에 집중하고 집요하며 좁고 깊게 받는다는 점, 그리고 쉽게 그 부분에서 벗어나지 못한다는 점이다. 그래서 한약 처방도 소음인의 주된 처방인 보혈, 보음, 거담지제 등을 사용하는 것이 아니라, 순기(順氣), 파기(破氣)지제로 소음인 처방 중에서 관중탕(寬中湯)류가 주로 사용된다. 참고로 체질의 이해 – 예로 수음인 – 와 환자의 상태를 유추하기 위해서 역으로 사상 처방의 구성과 방해를 잘 살펴보면 체질적인 생리, 병리 상태를 이해하는 데 도움이 될 수 있다.

10) 전신불량 대학생

【환자】 (여, 23세)

【초진】 4월 1일

【증상】

감기로 인후통, 두통, 신통을 일으키는데 몸을 숙이거나 움직이면 흉비증을 유발한다.

【진단 · 병인】

부원장이 5일 전 진료하였는데 침, 부항 시술과 약은 쌍패탕(雙敗湯)을 처방하여 3일 복용한 다음 1차 직접 진찰하였다. 인후통은 호전되었으며 전신통, 두통의 증후는 다소 호전되었으나 여전하다. 소음인 신기(腎氣)가 억울(抑鬱)한 기운으로 맥상 침안시 활실(滑實)한 기운이다. 침, 부항을 시술하고 약은 소음인 가감향소산증으로 2일분을 처방하였다. 2차로 오늘은 다소 나은 상태로 약은 처방하지 않고 침, 부항으로 시술하고 치료를 종결하였다.

- 감기의 한방 치료

감기는 한방적인 치료에서 탁월한 효과를 보인다. 외인, 내인, 내외인의 상태를 파악하여 변증시치(辨證施治)한다면 소아에서 노년까지, 단순 감기에서 암환자의 감기 상태까지 치료하는 효과를 보인다. 근 수개월 해결되지 않는 기침해수의 상태가 10여 일의 한방치료로 치유되며, 천식기의 상태 또한 초급성 상태를 제외하고 해결되는 데 어려움이 없다. 이는 천연약물인 한약의 우수한 효능 때문이라고 본다.

감기, 천식에서도 한약의 우수한 효과를 증명하기 위해서는 임상논문의 발표가 무엇보다 시급하다고 본다.

2. 성인의 진료

<한의학의 진단과 치료, 그 필요와 가치>라는 관점을 가지고 원고를 정리해 보았다. 오늘날 양방의학의 견제 및 대체의학의 대두 속에서 한의학의 존재 가치를 보다 분명히 나타내야 할 상황에 직면하고 있다. 첨단의학의 발달 속에 고전적인 한의학이 정말 필요하고 유용한가? 이의 증명은 한의학만의 진단기술과 치료술에 의해서 좌우된다고 본다. 과연 임상 한의학은 어떤 시각으로 환자 및 환자의 질병을 치료해야 할지 성인진료 사례를 살펴보고 생각해 보길 바란다.

- 임상에서 진료를 할 때

1) 먼저 환자의 요구를 경청한다.

환자의 병명, 상태보다 중요한 것은 환자가 무엇을 어떻게 해 주길 원하는가이다. 중한 상태에서 한의학적 진단만을 원할 수 있고, 미발견된 더 깊은 병이 있더라도 단순한 감기치료를 원할 수도 있다. 환자의 이해와 요구를 기반으로 하지 않으면 환자의 심적인 만족을 채우지 못하기에 기질적인 치료성과는 좋아도 오히려 불평, 불만을 가질 수 있고, 심하면 갈등과 마찰을 일으킬 소지도 있다. 환자의 이해를 충족시켜야 치료의 만족도도 높고 기대에 부응하여 재진율도 높아질 수 있다.

2) 두 번째 환자의 근본 병인을 살핀다.

이는 환자를 근본적으로 치료하겠다는 의사의 의지와 관점을 의미한다. 환자의 병명, 보이는 증상 및 알려진 원인보다 중요한 것은 그분이 왜 아프게 되었느냐이다. 예로 위염이 음주에서 발생했다면 그렇게 음주하게 된 배경과 상황을 살피는 것, 그 환경과 환자의 심리 및 정신 상태를 파악해야 근치가 가능할 수 있다. 나아가 과거력, 가족관계, 유전까지 살펴야 환자의 증후, 상태를 보다 정확히 파악할 수 있다. 즉 치료법을 근치에 이르게 하고 치료 시 일어날 정황, 예후를 정확히 예측할 수 있다.

3) 치유는 환자가 하는 것이다.

치료는 의사의 영역이지만 낫는 것은 환자의 몫이다. 이는 의사의 책임을 회피하기 위한 견해가 아니다. 의학의 원칙이자 치유의 실제 정황이다. 현 의학 수술기술의 눈부신 성과로 마치 의사가 병을 치유하는 것 같지만 실제는 치유될 사람을 치료하는 것이며, 병은 치료되어도 사람을 치유하지 못하여 건강 상태는 여전히 그 상태에 머물러 있거나 오히려 악화되는 경우도 있다. 치료의 중심에 환자를 세워야 부작용의 피해가 적고 근치를 이루어 중한 질환의 경우 생명을 구할 수 있다.

1) 통증 환자의 진료

(1) 만성요통의 원인, 척추 후만

【환자】 (여, 36세)

【증상】

평소 허리가 좋지 않으며 지난 1개월 전부터 요통이 심한데 오른편으로 다리까지 저리다. 허리의 불편함으로 오래 서 있기 힘들고 기상할 때 몸이 무겁고 일어나기 힘들다. 몸을 뒤척일 때도 통증이 있다.

【진단 · 병인】

허리가 후만(後彎)되면서 평평한 상태를 유발하는 것을 보면, 평소 오랜 기간 허리의 운동부족 및 활동성의 저하 상태를 유지했던 것을 추정하여 알 수 있다. 이로 인해 만성적인 허리 불편함과 디스크탈출증인 요각통의 증후를 발할 수 있고 척추간 사이의 협착증이 올 수 있는 여건이 마련되고 있다.

- 만성적인 허리요통자 – 척추 후만(後彎): 1자 허리의 문제점과 한의학의 역할

오늘날 잘 걷지 않는 사회활동의 양식과 육체활동의 미흡은 장기간 운동부족, 자세불량을 가져와 허리 구조의 불균형을 만들고 허리 구조를 허약하게 한다. 특히 허리가 허약해져 후만되면 척추 기립근 및 요방형근뿐만 아니라 장요근, 둔부근육까지 약해져 허리로의 하중을 가중시켜 만성적인 허리의 묵직함과 함께 불편함을 유발한다. 이

러한 사람들이 만성요통 환자의 1순위이다. 이런 상태에서는 조금만 힘든 일을 하면 허리의 통증이 재발, 심화되고 또한 염좌도 잘 발생하며 구조상 척추협착증과 디스크 탈출증을 유발하기 쉬운 상태가 된다. 그러므로 척추 후만의 1자 허리를 개선하는 것은 만성요통으로부터 벗어나게 하는 일이고, 연이어 발생할 수 있는 척추협착과 디스크퇴행성이나 탈출증을 예방하는 참된 길이다. 이를 개선하기 위해서는 적극적인 허리근육강화 운동과 자세교정, 척추 교정(추나요법)을 통해서 S 자의 바른 척추가 되고 C 자 커브의 바른 요추 자세가 되도록 노력하는 것이 중요하다.

(2) 허리의 급성염좌, 그 예방책

【환자】 (남, 39세)

【증상】

어제 저녁 회사에서 잠시 휴식 중에 탁구를 치다가 허리를 삔 이후 요통으로 내원하였다.

【과거력】

평소에 허리의 상태가 좋지 않았으나 지금까지 삔 적은 없었다.

【진단 · 치료, 그리고 예후】

요부 근육의 염좌 상태로 일반 물리치료가 치료의 전부이지만, 한의학은 체질과 생활습관, 척추구조의 자세 및 신경학적인 상태를 살펴본다. 소양인 체질로 허리는 후만이나 전만 등으로 크게 틀어지지 않았지만, 평소 운동부족에 의한 담음(痰飮)의 정체 상태로 허리가 비후(肥厚)한 상태를 보여 준다.

치료는 허리 신전이완법의 추나요법과 함께 부항 및 침 시술을 시행하고, 일반한방물리요법을 시행하였다. 척추가 후만된 상태는 앞서 밝혔듯이 평소 척추의 허리운동이 필요하며 이러하지 못할 때 요통은 재발될 우려를 안고 있으며 중년을 넘어서 척추간 디스크협착증과 퇴행성 상태가 조기에 나타날 가능성이 있다.

- 허리의 염좌 발생과 그 예방책

매일 병원에서 접하다시피 하는 허리 염좌 질환은 힘든 노동과정에서라기보다는 대체로 다소 불편한 상태에서 단순한 동작에 의해 - 예를 들면 아침 기상 이후 머리를 감고자 허리를 숙이는 동작을 하다가, 혹은 바닥에 떨어진 볼펜을 집어 들다가 등 - 발생한다. 염좌의 근본원인은 평소 자세불량에 기인하는데 특이하게 운동의 상황에서도 염좌가 발생할 수 있다. 오늘날 대중적인 운동의 붐으로 인해서 축구, 배드민턴, 등산, 골프 등 운동하던 중에 염좌가 발생하는 경우를 들수 있다. 사실상 스포츠 중에 염좌가 발생하는 것은 충분한 몸 풀기 체조를 하지 않아 발생하는 경우가 흔하다. 이는 체조를 생활화하여 평소 허리의 유연성, 가동성 및 균형성을 안정적으로 유지하는 것이 허리 건강에 얼마나 중요한지 알려 준다. 즉 염좌를 예방하는 길은 평소 체조를 통해서 몸의 균형과 가동성을 안정적으로 유지하는 길이다.

(3) 허리, 어깨 통증의 지속, 그 이유

【환자】 (남, 37세)

【증상】

가게를 운영하면서 직업적으로 손, 어깨를 많이 사용하는데, 어깨 관절의 통증 유발로 내원하였다. 다른 병증은 없으며 평소 만성적인 요통이 있다.

【소견】

일반적인 근육통, 즉 뼈나 관절의 큰 이상이 없는 한, 일반 근육통은 1~2주 혹은 1개월 정도 치료하면 호전, 치유되어 복귀한다.

그런데 직업적인 여건상 통증이 발생할 수도 있지만, 휴직하고 입원치료까지 받았음에도 불구하고 개선은 되었지만 2개월이 지나도 환자의 주관적인 증상은 여전히 미진하게 지속되었다. 또한 별다르게 기질적인 이상이 없는데도 불구하고 정밀검사(MRI검사) 및 타 병원의 입원치료를 하려고 하는 등 병에 안주하려는 현상을 보였다. 그 이유는 환자의 현재 직업 상태가 불안정하고 강한 스트레스 상태가 노정되어 근무할 수 없고 미래가 불확실한 상황이 연출되었기 때문이다.

이렇게 통증 환자의 경우, 주변 여건이 생각 밖으로 좋지 않으면 어떤 치료를 받더라도 회복을 방해하고 지속되는 경향이 있다. 이는 통증환자에게만 국한되는 상황이라기보다 일반적인 모든 경우에도 해당되겠다. 그러므로 환자의 치료 예후를 알기 위해서는 환자의 병증 상태와 함께 심신의 상황 그리고 주변 여건과 환경을 살펴 고려해야 한다. 어떤 치료를 받던 치료효과가 떨어지거나 경미한 경우를 구체적으로 세밀히 살펴보면, 그 치료법의 자체적인 문제라기보다는 그 환자의 상태와 정황의 문제가 1차적인 경우가 많다.

(4) 미혼여성의 요통

【환자】 (여, 29세)

【초진】 2월 12일

【증상】

1) 서울에서 직장생활을 하는데 치료차 내원하였다. 요통이 심하며 12월에 디스크탈출증 진단을 받았다. 증상은 근육이 칼로 베인 듯 아프기도 하고 기절할 듯 힘이 없어 근무에 장애가 되어 안정가료가 필요하여 입원치료를 해야 할 상태였다.

2) 생리통이 심하고 양도 많다.

3) 눈 밑의 근육 떨림이 있다.

【진단 · 병인】

목양 체질 맥진에 현삽(弦澁)한 기운이 강한 스트레스 누적과 함께 훼손된 상태를 반영한다. 완고한 병인이라 살펴보니 변비증상과 두풍, 두통 증후 및 흉비 증후까지 있다. 과로 지속과 누적된 스트레스 상황이다. 심하비(心下痞) 및 좌우 하복부의 결체(結滯) 상태가 확연하다.

【치료과정 및 결과】

서울 근무처에서 치료차 6월 초까지 4회 내원하였는데, 네 차례의 한약처방을 받았고 처방은 열다한소탕(熱多寒少湯) 가미, 청폐사간탕까지 사용되었다. 요통은 경미할 정도로 소실되었고 컨디션 상태도 개선되어 두통, 두풍증의 증후도 소실되었다. 복부의 결체 상태가 90% 가까이 소실되어 혈색 또한 보다 화안해지고 밝아져 치료를 종결하였다. 이렇게 2～3개월간 효과적인 치료성과를 나타낸 것은 신뢰와 함께 치료에 대한 의지가 강하지 않고서는 불가능하다. 요통은 디스크 상태라기보다 내장기의 상태와 연관된 어혈성 요통, 담음성 요통이라고 볼 수 있다. 손상을 받은 기운 상태는 염증적인 통증과 같이 나타난다.

· 허리 통증의 한의학적 원인파악과 치료

허리통증을 유발하는 것은 자세불량에 의한 척추근육의 편차, 척추디스크질환에 의한 신경장애나 내장기의 병증 상태에서 발현될 수 있다. 한의학에서는 허리통증의 원인을 우선 척추 자세를 살펴보고 그에 따른 척추구조의 문제를 살펴본다. 요통은 척추, 근육의 상태로써 그 자세와 구조적인 상황이 통증 유발요소와 밀접한 연관이 있음을 본다. 그리고 통증이 유발되는 내장기운의 상태와 심신의 상황과도 연관이 있다. 통증은 매우 주관적인 요소로서 같은 질환, 같은 내장병증 상태에서도 개인에 따라 다른 통증 양상을 가지고 있다. 이는 통증을 느끼는 것은 신경계를 통해서 느끼는 자각적인 현상으로서 신경계에 반응하는 사람마다 차이를 둔다는 점에 연유한다.

* 요통과 신허증(腎虛症)

『동의보감』에서 요통의 10가지 원인 중 그 첫째가 신허(腎虛)이다. 오늘날에도 여전히 요통자의 주요원인이라고 보겠다. 과로, 과음, 자세불량, 선천적 기운허약 등의 원인과 연관된 신기능의 허손 상태이다. 현대(양방)의학의 진단상 신장의 기질적인 이상 발견은 없는 경우가 대부분이지만, 맥진을 포함하여 오링테스트나 촉진 및 증후로 보아 신장기능의 실제적인 이상 상태임을 알 수 있다. 요통과 연관된 증후로는 척추 후만과 함께 평평화된 허리 상태를 볼 수 있고 척추디스크의 협소화와 디스크 수핵량의 감소로 인한 디스크의 변색을 들 수 있다. 겸하여 신장기운의 저하로 오래 누워 있으면 척추 수액대사가 잘 이루어지지 않아 허리아픔이 더 심화되는 경향도 있다.

(5) 어깨 아픔의 만성, 그 직업 환경

【환자】 (남, 37세)

【내원 사유】

직장인으로 항강증, 견비통의 상태가 만성적으로 유지되어 내원하고 있다.

【증상】

07년에 초진으로 내원하여 현재까지 월 1~2회 정도 내원하는데 늘 1) 항강증, 2) 견비통증과 간혹, 3) 두통을 호소한다. 침 시술을 받으면 그때 며칠간은 좋아지기를 반복한다.

【소견】

환자는 항상 항강증(項强症), 견비통(肩臂痛)과 근(筋) 피로 상태를 호소한다. 이런 상태에서 일반적인 외과치료는 물리치료가 전부이다. 그런데 원인을 살펴보니 회사근무환경에서 비롯되고 근본적인 예방과 치료는 회사 작업환경의 변화가 이루어져야 함을 알 수 있다. 근처 산업공단의 회사원으로 매주 1회 휴식도 없이 근무하며 매월 1회 정도의 휴일로 하여 야간 근무도 자주 있어 늘 만성적으로 피로 상태에 놓여 있다. 휴식 없이 일하는 것이 여간 힘든 일이라서 그만두고 싶은 마음이 굴뚝같으나 형편상 그렇지 못하고 억지로 근무에 임하고 있다 보니 받은 스트레스가 얼마나 강한지 집작할 만하다. 그래서 맥은 현실(弦實)하거나 현긴(弦緊)한 경우가 허다하다. 피로와 스트레스에 의한 항강증, 담음성·경직성 통증을 유발하였다. 침 시술은 체질침 위주로 시술하면 며칠간은 편하지만 다시 마찬가지 상태가 되길 반복하였다. 어쩔 수 없는 상황이다.

(6) 근허약자의 우측 견비통

【환자】 (남, 38세)

【초진】 2월 24일 이후 치료 중

【증상】

우측 어깨 및 팔꿈치, 손목관절이 저리고 시리며 힘이 덜 가고 아프다.

【맥진진단·병인】

좌우맥이 부실(不實)하고 허약한 기운에 소음인의 체질로 안색과 피부 및 근골의 상태를 보니, 근육 과로에 의한 근(筋) 피로(疲勞) 상태에서 발생된 증후이다.

【치료과정】

3월 1회 이후 4월부터 주 2회 정도 내원하여 5월 중순까지 치료를 받았다. 환자 상태는 어느 정도 호전되었으나 주(肘)관절증은 완고하게 유지하였다. 치료 중에도 허약한 기력 상태에서 노정된 과로 때문이었다.

▪ 허약한 기혈자의 근골 통증 치료

근 활동량에 의해서 일어나는 통증은 자각적인 반응이며 생리적인 반응이다. 통증을 느끼는 것은 몸이 견딜 수 있는 허용량 이상의 노동, 즉 과용을 했다는 것을 의미한다. 이때 통증의 치료는 휴식(休息)이 절대적으로 필요하다. 휴식만으로도 통증은 자연 소실되기도 한다.

대체로 허약한 사람은 과용하지 않는 경향으로 근골 통증을 잠시 느낄 뿐, 오랫동안 호소하지 않는다. 또 허약으로 인해 오래 사용하지도 못한다. 노동의 강도와 빈도에 약한 허약함은 근골에 흐르는 기혈의 상태가 강하지 못하여 쉽게 피로물질이 누적되고 쉽게 해소되지 못한다는 것을 의미한다. 그러함에도 과용으로 통증을 가질 수 있다.

(7) 우측 수(手)관절증

【환자】 (남, 39세)
【내원 사유】

우측 팔을 3년 전에 기계에 다쳐 치료했는데, 대략 5개월 이전인 작년 말부터 팔을 좀 사용하면 통증이 오고 있다. 자고 나면 팔이 경직되어서 움직일 수 없고 손가락부터 서서히 움직여야 한다. 팔은 접은 상태에서 힘줄이 줄어들 때 통증이 심하다. 양방병원 검사상 손목 신경이 눌려서 그러하다고 한다.

【소견】

1) 외상후유증에 과다사용으로 근육이 경직되어 버린 상태로 인해서 수관절 터널증후군 및 근육통증을 유발하고 있다.
2) 치료는 외인(外因)으로 보아 외치인 침 시술을 시행하여 근맥을 풀어 주면 증후는 점차 약화되고 소실된다.

• 수관절 터널증후군

외상 및 과용에 의한 이의 질환에 양방치료로 할 수 있는 요법은 별로 신통하지 않아 보인다. 일반적인 물리치료 이외 수술요법이나 물리치료는 개선의 한계가 명확하고, 수술로 회복되지 않는 경우도 있기 때문이다. 견배부, 주관절부, 손목부의 근결 상태를 살펴 침 및 추나 등을 실시하면 다른 양방치료보다 효과적으로 회복됨을 느낄 수 있다.

(8) 슬(膝)관절증의 치료

【환자】 (여, 65세)

【증상】

작년에 넘어져 다친 무릎의 통증과 불편함이 낫지 않고 지속되어 왔다. 처음에는 근처 한의원에서 치료를 받았지만 종결하지 못했다. 현재 증상은 왼편 종아리가 당기고 아프다는 것이다.

【진단 · 병인】

진찰상 무릎을 굴신해 보면서 소리와 느낌을 보니, 슬관절의 퇴행성 변화를 볼 수 있다. 진맥상 목양 체질이며 좌측 1지가 미약(微弱)하기 그지없는데 의욕감퇴와 삶의 기운이 허손된 상태로 그 원인을 들어 보니 17년 전 남편이 뺑소니차에 치어 사망하고 나서부터가 아닌가 한다. 현재 10평쯤 되는 영세민 아파트에 살면서 어려운 삶을 이어 가고 있는 것으로 보였다.

【치료과정 및 결과】

환자는 오늘까지 6회 내원하여 침 시술 중인데 침 맞고 힘들다고 한다. 기운이 떨어지는 느낌을 받는다.

(9) 발목의 염좌

【환자】 (남, 44세)
【증상】

지난 8일 전 오른쪽 발을 헛디뎌 염좌가 발생하였다. 근처 외과의 방사선과 검사상 골절 상태는 아닌 근 염좌 상태였다. 오늘은 2일째 치료차 내원하였다.

▪ 발목 염좌의 치료

발목이나 손목 등 사지관절의 염좌에서 골절의 경우가 아닌 일반적인 근육, 인대의 염좌는 일반 물리치료보다 침 시술의 효과가 단연 우수하다. 침 시술은 근, 건의 경직 및 부종, 염증의 상태를 빠른 시일 내에 해소하여 자연회복을 돕는다. 특별한 원인이 아닌 한 1주일 정도 치료하면 대부분 회복되는 염좌 질환을, 치료 없이 자연 상태로 방치하는 경우도 있는데, 이럴 때는 1개월 이상, 혹은 1년이 지나도 후유증이 지속되기 쉽다. 그러므로 환자에게 적절한 치료를 권유할 필요가 있다.

간혹 발목을 자주 삐거나 적시에 치료를 받지 못하여 만성 상태로 놓여 있는 경우가 있는데 이의 원인은 주로 바르지 않은 척추 자세로 양다리의 길이 차이가 있거나, 발목관절의 허약한 상태가 심하기 때문이다. 이때는 척추교정의 추나요법을 통해서 바른 척추 상태로 만들어 주고 근골을 튼튼히 하는 한약처방과 운동요법을 병행하면 해결될 수 있다. 또한 심신의 불안정한 상태에서 발목을 삐게 되는 경우가 있는데 대체로 심신이 안정된 사람은 틀어짐이 없고 과하지 않기에 잘 삐지 않는다.

(10) 다리의 저림

【환자】 (여, 48세)

【증상】

1) 배통

2) 좌측 다리의 저림

【진단 · 병인】

지난주부터 침 시술 위주로 치료 중인데 오늘이 4일째이다. 치료 이후 걷는 상태는 낫고 저림도 좋아졌다고 하지만, 허리의 후만 상태는 1자 허리모양으로 만성 신허(腎虛)의 병증 상태가 있다. 대체로 척추가 후만되면 요추의 압박감이 많아져 요추디스크의 퇴화 및 탈출을 유발할 수 있게 되고, 요부의 근육들을 경결시켜 하지로 방산되는 신경계, 혈관을 압박함으로써 저림과 통증을 유발하는 경향이 있다.

(11) 산후풍

【환자】 (여, 33세)

【증상】

1) 첫아이가 2돌이 지났는데 조리 시 1개월 반가량 아이를 자주 안다 보니 양 손목의 통증과 시림이 있고 심할 경우에는 팔까지 통증과 저림이 있다.
2) 평소 현기증의 빈혈기가 있고 장이 예민하여 쉽게 설사한다.
3) 수족이 차고 겨울에는 추위를 많이 탄다.

【맥진진단 · 병인】

소음인 수음 체질의 맥상(좌우 3:3)으로 전형적인 수음인의 병증 상태이다. 유약(濡弱)한 맥상은 이허한(裏虛寒)증으로 뇌-장이 예민한 상태이다. 처방은 황기계지부자탕증이다.

· 산후풍의 한방치료

오늘날 산후 몸조리를 위해서 한약 처방을 받고자 내원하는 경우가 많다. 산후에 한약복용의 주목적은 산후풍의 예방과 치료이다. 산후관절증이라는 산후풍이 발생하는 이유는 산후 회복과정에서 다소 과한 활동을 하거나 회복되기 이전에 찬 기운을 받아 혈맥의 기운에 손상을 입어 발생한다. 산후풍의 치료는 대체로 어렵지 않지만, 의외로 적절한 관리나 치료를 받지 못하여 고생하는 경우가 많다. 산후 보살펴 줄 사람을 필요로 하는데, 그렇지 못한 형편에 있으면 산후풍의 발생 상황에 노출되기 쉽다. 또한 산후풍이 유지되면, 관절증이나 다른 병증으로 이어지기도 한다. 치료는 허손된 기혈과 진액의 상태를 보충하거나 겸하여 있는 육음의 병사를 제거하는 한약을 가미 처방하는 것으로 대부분 해결된다.

간혹 산후과정에서 골반, 허리의 틀어짐이 발생하여 산후풍 상태를 악화시키므로 바른 골반과 틀어진 허리의 자세를 교정하기 위한 치료(추나요법)를 필요로 한다.

(12) 우측 늑골의 염좌

【환자】 (남, 40세)

【내원 사유】

2주 전 골프 연습을 하다가 우측 갈비뼈 부위의 염좌성 통증이 발생하여 내원하였다. X-ray검사상 이상은 없었고 1주일간 양약 복용과 물리치료를 받았다. 그 외 혈압약을 복용한 지 1년이 지났다.

【진단·병인】

최근 들어 golf 인구가 늘면서 골프로 인한 염좌 질환자도 늘었다. 늑골, 손목, 어깨 부위가 염좌를 일으키는 주된 곳으로 골절이 아닌 근인대의 염좌인 경우에는 대체로 가벼운 것은 1주, 다소 심하면 3주 정도에서 자연회복 혹은 치유된다.

- 운동 중 염좌 질환의 예방

운동 중 염좌 상태를 유발하는 주된 원인은 근 균형이 바르게 유지
되지 않고 다소 경직된 근 상태에서 활동할 때이다. 대체로 과한 욕
심과 지나친 의식 때문에 자신의 몸 상태보다 앞서 활동을 하기 때문
이다. 이의 예방을 위해서는 마음을 낮추고 경쟁의식을 버리며 즐기
는 입장에서 본 운동 이전에 준비운동으로 체조를 충분히 한다면 염
좌 발생을 최대한 줄일 수 있을 것이다.

2) 병인(病因)에 대한 이해

사람은 왜 병에 들까? 병인(病因)을 외인, 내인, 불내외인으로 나누
어 보는 전통적인 방식에서 현재 존재하는 상황, 상태를 보고 병인을
찾아보았을 때 오늘날 어떤 상황하에서 병이 발생되고 유지되는지
살펴보고자 몇 사례를 분류하여 보았다. 병인은 삶 그 자체에 있으며
선천(先天: 유전)과 가족 및 사회 환경이 관여하고 있다.

(1) 완고한 병증유지의 원인, 그럴 만한 이유가 있다

【환자】 (여, 40세)
【초진】
05년 이후 매년 두세 번 이상 내원하여 진찰 치료 중에 있다.

【주된 증상】

1) 심신피로, 만성적인 흉비증

2) 만성적인 소화불량

【맥진 진단으로 살펴본 병인과 상태】

맥은 삽(澁)할 정도로 훼손되고 유약(柔弱)한 기운에 다만, 중침안시 비위의 기운은 유근하게 강건하므로 선천지기의 강건함을 보여 준다.

1) 병증이 완고한 상태로 유지되고 있었는데, 비위맥의 우측 2지는 울체된 기운 상태를 보여 주고 좌측 1, 3지는 세삽(細澁)한 기운 으로 병사가 심폐-하초에 노정됨을 보여 주었다. 스트레스를 받으면 장에 문제가 생기고 소화불량 상태에 빠진다.

2) 병인을 파악하기 위해서 오랜 기간 동안 몇 번 상담하면서 최근 에 이른 결론은 결혼 이후 시어머니와 같이 살면서 받은 스트레 스가 강하게 노정되고 있었던 것이다.

- 기혼 여성의 병인(1)

사람의 건강 상태는 주변 가정환경으로부터 직접 영향을 받는다. 기혼 여성의 경우, 특히 시집살이를 하는 며느리의 입장에서는 시댁 의 환경 그 자체가 직접적인 병인(病因)으로 작용하는 경우가 허다하 다. 시부모의 봉양 문제를 비롯하여 시부모의 간섭, 시댁식구들의 돈 요구 등 관계의 부적절함 등에서 불합리한 상황 연출이 이루어질 때, 며느리로서 받는 스트레스는 과중하며 이로 인해서 심화상충(화병), 비위손상, 신기억울, 간화상항 등의 병증이 발생하고 유지되는 것을 흔히 볼 수 있다. 이로 인해 갑상샘질환, 위장염, 두통, 생리불순 등에서 암에 이르기까지 작용하는 것을 임상에서 볼 수 있다.

(2) 만성허로자의 가정

【환자】 (여, 42세)

【증상】

1) 피로하며 자주 누워 있고자 한다.

2) 머리가 무겁고 맑지 않으며 자주 아프다.

3) 생활에 의욕이 없고 식욕이 적으며 소화력 또한 낮아 입맛이 없다.

【맥진 진단 · 병인】

유약(柔弱)한 맥상은 심신의 허로함을 말해 준다. 그동안 몇 차례 시간을 갖고 상담해 본즉, 과거 젊은 시절 결혼을 하려고 했던 사람과 헤어지면서 받은 상처가 있었다. 첫사랑의 아픔으로 늦게 결혼하게 되었고 현재 남편을 만나기까지 오랜 시간이 필요했다고 한다. 남편은 만족할 만한 생활 자세를 보여 주지 못함으로써 과거의 인연을 자주 되돌아보게 만들고 있었다. 이혼도 심각히 생각해 본 적이 한두 번이 아니나 불가능한 현실이라고 여겨 어찌하지 못하고 있었다.

지금 스스로 느끼는 가치와 의미가 충실하지 못할 때, 생기의 흐름과 작용 또한 그에 맞추어 활발하지 못함을 볼 수 있다. 특별한 원인도 없이 피로하고 몸의 불편함이 전신성으로 나타나며 우울함이 지속되는 이유는 여러 가지가 있겠지만 스스로 삶에서 느끼는 가치와 의미가 미약해질 때 발생할 수 있다. 생기를 유지하고 힘내게 하는 것 또한 자신의 의식과 마음 자세에 의해서 결정되는 것을 볼 수 있다.

▪ 기혼 여성의 병인(2)

결혼은 여성에게 어떤 것일까? 남성의 경우 삶의 일부일 수 있고 중요한 하나의 과정일 수 있다. 하지만, 여성의 경우 우리나라의 문화적 흐름상, 결혼 그 자체는 삶 그 자체가 되고 일부가 아닌 전부, 하나가 아닌 전 과정이 되는 경향이 있다. 이러할 때 배우자에 대한 불만족은 삶 그 자체에 대한 불만족, 가치상실, 의욕저하를 가져오고 심각한 우울증을 유발할 수도 있다. 특히 외도의 경우는 심각한 충격으로 여성에게 다가온다. 남성은 한 번의 실수라고 할 수 있지만, 배우자에게는 배신으로 여겨져 삶 그 자체를 회의하게 만들고 상실하게 만들 수도 있다. 그로 인해 자살을 하는 경우도 드물지 않게 주위에서 볼 수 있으며, 암의 발생을 유발하는 경우도 볼 수 있다.

(3) 소개환자, 증상을 들어 보니 부부 문제라

【환자】 (여, 64세)

【내원 사유】

오늘 초진으로 중풍전조증 환자가 소개하여 같이 내원하였다.

1) 입이 쓰고 건조한 지 10년이 지났다. 혀 가운데 부분이 아프다.

2) 밥맛이 없는 지 40년이 된다.

3) 소화불량 및 현재 치질수술을 한 지 12일이 지났으며 변비가 심하다.

4) 수면제를 복용해야 잠을 청할 수 있다.

5) 작년에는 백내장수술 및 2년 전에는 디스크 수술을 하였다.

【상황】

환자의 이야기를 들어 보니 부부관계에 문제가 있겠다는 생각이 직감적으로 들었다. 그렇지 않고서는 다른 이유가 없기 때문이다. 환자가 호소한 '밥맛이 40년 동안 없었다' '입이 쓴 지 10년이 지났다' '만성적인 소화불량이다' '수면장애를 앓고 있다'고 할 때 어떤 상황 하에서 발생하는 증후인가? 우리의 삶에서 이러한 증후를 일으킬 만한 것으로 그다지 특별한 것은 없다. 특이한 경우를 제외하고 대체로 부인의 경우는 '남편에 대한 못마땅함과 함께 이러하지도 저러하지도 못하는 상황에서 참고만 살아온 인생'이 이러한 증후를 일으킨다. 환자에게 진솔하고 신중하게 물어보니 환자는 철없는 남편과 결혼하여 여기까지 살아오는데, 포기하면서 자녀를 위해서 살아왔다고 말한다. 나이 60세가 넘었으니 쉽게 말을 하지 30대에서는 부인(否認)하기 쉽고, 40대에서는 신중하며, 50대에서는 부부의 덧없는 인생에 대해서 논한다.

· 우리가 왜 아플까? 생각해 보자. 잘 먹고 잘 자고 성실히 일하면 아플 수 있을까? 생각해 보자. 스트레스를 주는 사회, 불규칙한 생활환경을 조장하는 사회, 좋지 않은 식품을 양산하는 사회, 그리고 가족에게 최선을 다하지 못하고 적절한 관계를 유지하지 못하는 과정에서, 삶의 의도와 가치를 잘 풀어내지 못하는 과정에서 병들지 않을까?

· 환자가 소개하여 내원하는 경우가 있다. 소개하는 경우라면 소개자가 소개할 만한 자신, 믿음이 있기 때문에 할 수 있는 것이다. 환자는 자신의 심신 상태를 알아주는 한의사를 찾는다. 병, 증상의 원인

이 무엇이며 심신 상태가 어떻게 하여 그리되었는지를 살펴봐 주는 것이 중요하다. 환자는 두통, 요통 혹은 위염, 암으로 내원하지만 그 병증이 나타난 동기는 삶의 과정에서 비롯된 것으로 그로 인해서 상처받은 심신 상태가 있는 것이다. 특히 다른 양방병원에서 할 수 없는 이러한 진단과 상담의 영역이 우리 한방에는 있다.

(4) 화병의 주원인 – 남자의 바람

【환자】 (여, 59세)

【증상】

1) 수면장애로 깊은 잠을 청하기 힘들고 오래 푹 자지 못한다.
2) 자고 나면 얼굴에 부기가 있다.
3) 어깨가 무겁고 아프다.
4) 만사 귀찮고 피로하며 다소 우울한 감도 있다.

【진단·병인】

이분을 처음 알게 된 지 근 15년 가까이 된다. 아주 강건한 분으로 울화의 스트레스는 나타났지만, 무병한 상태로까지 보였다. 그런데, 최근 들어 어찌하여 수면장애가 발생했을까? 또한 심신피로와 의욕감퇴로 노정되고 있을까? 상담을 해 보니 이제야 깊은 내면의 이야기를 털어놓는다. 참는 데 한계에 도달한 것이다. 이분의 남편이 나이 들어도 바람을 피우니 젊어서부터 참아 왔는데 늘으니 못 봐주겠다고 속내를 얘기한다. 과거 울화 상태가 남편의 바람이었고 손자까지 본 상태인데 지금까지 노정된 생활과 상황이 심신의 불편함을 가중하게 만들며 지속되는 울화병으로 인해서 제반 증후가 나타나는 상황이었다.

- 남편의 외도

대체로 남자는 다분히 동물적인 욕구에 의해서 일어나는 것이고, 부부의 사랑과 다소 무관한 듯하며, 가족의 소중함과도 별개인 상황에서 발생한다. 하지만 이런 과정에서 벌어지는 일은 부부사랑에 금이 가고, 가족의 불화와 불행으로 이어지기 일쑤이다. 적지 않은 여성들이 남편의 외도로 인해서 병이 발생하는데 심하면 유방암과 자궁암 등과 같은 중한 병과도 밀접한 연관이 있어 보인다. 사실 여기 오늘 내원한 여성들 가운데, 이와 연관된 상처로 말미암아 병발한 경우도 적지 않다.

사람마다 남편의 외도를 바라보는 시각이 달라서 일어나는 상황도 다르다. 대체로 원칙적이며 소시민적인 삶을 살아온 부인의 경우에는 처음 외도를 접한 충격은 생명을 바꾸기도 하는데, 이혼 혹은 자살 혹은 발암과 같은 건강악화를 가져오기도 한다. 이런 면에서 보면 부인들이 보다 강하고 독해져야겠다는 생각이 든다. 물론 사회의 도덕성 증대와 함께 남성의 성의식 변화가 수반되어야 하겠다.

(5) 만성적인 위장병의 원인

【환자】 (남, 40세)
【증상】
1) 자주 체한 지 오래되었다(지난 7년 전부터 지속되었고 양방진단

상 역류성 식도염증이라는 병으로 수년간 치료하였다).

2) 현재도 위의 통증이 자주 발생한다.

3) 최근 위의 종괴가 발견되어 조직검사를 실시하였다.

【과거 치료과정】

07년도에 위(胃) 질환으로 본원에서 내원하여 치료받다가 완치되지 않아 다시 양방 내과의원의 위궤양 진단을 받고 1년 이상 치료받았는데 역시 낫지 않아서 체내는 곳까지 몇 번 다녔다.

【맥진 진단으로 살펴본 병인과 상태】

태음인 목양 체질 맥상으로 좌측 맥의 현긴(弦緊)함이 완고한 스트레스가 간울(肝鬱) 상태로 노정됨을 보여 준다. 즉 간화범위(肝火犯胃)의 상태로 간의 스트레스 울화로 인한 위의 활동이 제약되어 체기로 발생하고 있다. 울분의 상태가 잔존함을 토대로 몇 차례에 걸쳐서 상담해 본즉, 결론은 과거 05년도 전후에 직장 동료 간 배신으로 크게 상심을 하였고 울분에 찬 상황이 노정되었다고 한다. 자신은 지금 이 문제를 마음에서 다 지우고 해결했다고 하지만, 진맥상은 그렇지 않다. 그와 연관된 현재 상태는 여전히 유지 중이다. 간울(肝鬱)의 상태는 위산과다를 유발하고 위궤양까지 만들고 지속하는 것으로 보인다. 그런데 좌측 폐(肺)의 맥상이 자존심을 손상 입어 발생한 세삽(細澁)한 기운으로 감지되어 암증(癌症)과 같아서 추후 관찰이 필요하다.

· 정신적인 상처와 병의 지속

임상에서 환자를 보다 보면 다양한 고질적인 환자를 보게 된다. 그와 다르게 건실한 건강인도 간혹 드물게 볼 수 있다. 건실한 환자를 보면 그 나름대로, 또 고질적인 병증을 가진 환자를 보면 그만한 상황과 조건, 환경이 존재해 왔음을 알 수 있다. 대체로 유전도 그러하지만, 상처받은 심신의 정황이 노정되고 있음을 본다. 고질적인 상태에서 회복하기 위해서는 어쩌면 심신의 상처를 치유하고 안정을 꾀하는 심리치료, 마음치료가 선행되어야 할지 모른다.

(6) 빈발요통자의 가정 상태

【환자】(여, 43세)

【증상 및 과거력】

1) 만성적인 허리, 다리의 통증을 호소한다.

2) 자주 어깨 아픔도 있다.

3) 07년 11월 병원 개원 이후 그동안 세 차례 입원경험이 있다. 모두 요천부의 염좌와 연관되어 치료받았는데 두 번은 움직이지 못한 상태로 119구급차에 실려 왔다.

【맥진 진단으로 살펴본 병인과 상태】

오늘 수음 체질 맥으로 세현긴(細弦緊)한 기운이 완고한 병증을 말해 준다. 허리의 부분은 마른 체형임에도 불구하고 정체된 담음과 기기울체의 상태로 말미암아 요방형근 및 요부 직립근에 긴장이 유지되고 있다. 가정환경은 선천적인 질환의 난치병인 자녀를 두고 있고 혼자서 집안 살림을 도맡아 하고 있다. 알게 모르게 맡은 가정의 책임감이 기혈을 응체시켜 맥상에서도 하초의 울혈을 가져온 것으로 추정된다(근심과 걱정이 신기운을 울체시킨다).

- 가정환경

어린아이로부터 노년에 이르기까지 만성 환자를 보면 주로 아플 수밖에 없는 가정환경을 접한다. 시시때때로 급성열감기와 복통으로 병원을 전전하는 아이들과, 상처받아 발생한 중년의 여성, 그리고 난치 상태에 놓여 있는 노년의 경우에서도 아플 수 있는 가정환경을 보게 된다. 가정은 사회적인 영향하에 놓여 있어 사회가 가정을 어떻게 바라보느냐에 따라 달라진다. 우리 사회는 아직 미성숙하여 개인과 가정을 중시하지 않는 경향이 강하게 남아 있다. 『가정과 건강』이라는 잡지가 있는데 건강한 가정생활을 중시하는 내용으로 꾸며져 있다. 한 개인과 가정을 위해서 사회가 있고, 국가가 존재할 가치가 있는 것이며 그 반대가 결코 아니다. 가정은 생명을 잉태한 곳이기에 가정에서 시작과 끝이 있게 된다.

(7) 만성요통과 심신 상태

【환자】(남, 44세)
【증상】수년째 요통으로 치료 중
【맥진 진단 · 병인】

소음인 수양맥진에 맥이 완활하면서 흔들거리는 유약(濡弱)함은 신중하지 못한 상태로 보인다. 허리의 상태는 가벼운 후만(後彎) 정도에 평평함과 탈색 상태로 보아, 만성적인 허리의 허약한 상태를 반영하며 보여 준다. 이후 방사선과 MRI검사상 요추간디스크가 퇴행성처럼 변색이 나타나고 좁아져 있었다.

【진행의 과정】

대략 과거 10년 이전부터 수년 동안 살펴본바, 활동적이고 활발하며, 적극적이고 외향적인 성향으로 체질도 토양 체질로 확인되었다. 하지만 이혼을 하고 한동안 독신으로 있다가 재혼하고 살면서 성질, 성격도 많이 바뀌었다. 이제 겉으로 보아서는 내성적이고 소극적이며 피동적인 자세로 변화한 것 같다. 자신의 과거 삶에서 큰 충격으로 의식도 의지도 낮아져 있었다. 이런 와중에 운동도 하지 않게 되고 자신감의 저하와 함께 억울된 상태는 신기(腎氣)를 억울시켜서 허리 근육의 울혈과 유약함으로 나타나게 된 것으로 보인다.

• 상처와 회복

현대인들은 누구나 스트레스를 받고 산다고 한다. 스트레스는 또한 만병의 원인이라고 한다. 만병의 원인이 되는 스트레스를 어떻게 해결할 것인가? 문제는 스트레스 그 자체가 아니라 스트레스를 어떻게 바라보고 해결하느냐에 있는 것 같다. 삶의 과정에서 상처받지 않고 스트레스를 받지 않고 살 수는 없는 일인데 상처와 스트레스를 어떻게 잘 극복할 것인가가 회복의 관건이 된 것 같다. 회복 과정은 어떠하든 자신이 받고 당하였거나 준 상처에 대해서 먼저 책임지는 자세가 요구된다. 남이 아닌 나 자신의 문제이며 나에게 떨어진 일로 내가 완전히 책임지고 해결해야 한다는 점이다. 우리는 쉽게 남의 탓을 하지만 이러했을 때, 문제는 해결되기보다 악화, 지속되기 쉽다. 두 번째는 어떻게든 해결해야 한다는 것이다. 그저 놓아두면 해결되는 것이 아니다. 시간이 약이라고는 하지만 약이 되는 것도 물론 있겠지만 병을 지속시켜 놓으면 결국 중병을 만들 수도 있다. 내재된 상처는 결국 병변을 지속하기 때문이다. 그러므로 수단과 방법을 가리지 않고 어떻게든 해결해야 하겠다는 자세를 갖는 것이 중요하다. 왜냐하면 많은 사람들이 누구나 상처와 스트레스를 받고 산다면서 자신도 그 분위기에 휩싸여 문제를 해결하지 않고 방치함으로써 병변을 키우는 경향이 있기 때문이다. 중병자들이 발병 이후 뒤늦게 과거의 상처가 이렇게 큰 줄 몰랐다고 하는 경우가 있다.

⑻ 마음 및 심신의 수련보다 중요한 것은 생활의 안정

【환자】 (남, 48세)

【증상】

만성요통 상태에서 최근 악화되어 침 시술을 받고자 내원하였다.

【지난 시기로부터 건강 상태】

지난 94년경 심신수련 관련으로 알게 되어 지금까지 16년간 알고 지내는 분으로, 원래는 심신수련(修練)에 깊이 관여하여 기공, 명상, 도가에 조예가 밝았고 체질이 태양인으로서 정신이 맑고 마음이 밝아 때가 묻지 않은 분이었다. 그런데 5년 전쯤 직장을 그만두고 수련 관련 사업을 하는 등 불안정한 상황에 놓여 있을 때부터 건강은 악화되어 갔다. 최근 2년 전부터는 생산 쪽 개인 사업을 시작했는데 여전히 건강은 악화되고 있다. 요통 및 전신불량도 5년 전쯤부터 시작되었다. 그 이전 10년간은 내장이 건실한 건강체를 유지하여 어떤 불편함도 가지지 않았는데, 그 뒤 생활의 불안정 상태가 자신의 통제 능력으로 해결되지 못하여 건강악화 상태가 지속되는 과정을 보면서,

환경이 심신의 건강에 얼마나 지대한 영향을 미치는지 보여 준다.

- 80세에 이르는 한국인의 평균수명

우리나라 평균수명이 60년대에는 60대에 이르렀다. 90년대 후반 IMF 세계화의 개방을 한 이후 고도의 경제성장을 하면서 세계경제 11위를 이루고 사회 안전망 구축을 통해서 최근 불안정한 국제금융 위기 상황하에서도 웰빙을 찾는 안정된 사회 토대를 마련하였다. 이런 과정에서 평균수명이 60대에서 80대에 근접한 급속한 상승을 가져왔다. 혹자는 그 이유에 대해서 의학의 발달을 손에 꼽기도 하지만, 의료인으로서 솔직히 그렇지 않다고 본다. 물론 의학 발전과 의료서비스 확충이 다소 기여는 했겠지만 거의 이와 무관하게 경제적인 풍요와 사회의 안정망 구축으로 건강 상태가 증진되었다고 본다. 이로 인해서 유행성 질환으로 사망할 확률이 극히 적어지고, 만성병 질환을 지니고 장기간 생존할 수 있는 물질적인 토대를 마련하여 50대에 발병한 성인병 속에서도 80세에 이르는 시대를 맞이한 것이다.

이러한 사실을 보면 사람의 심신건강은 일정한 물질토대를 확립해야만 건강성을 유지하고 발전됨을 알 수 있다. 세계 장수국가인 이탈리아와 일본을 보더라도 세계경제의 최상위를 유지하는 것과 함께 교육, 의료, 노후보장 등의 사회안전망을 완벽히 구축한 나라이다. 그러므로 실제 건강 측면에서만 본다면, 명상 등 심신수련보다 경제사회적인 안정을 꾀하고 복지사회를 구현하는 노력이 훨씬 더 중요하다는 것을 알 수 있다. 일본과 이탈리아가 심신수련 단체가 많고 수양하여서 그리 장수했다는 보고서는 단 하나도 없을 것이다. 우리나라의 80, 90세가 넘은 건강인을 보더라도 그렇다. 개인의 수련보다 복지사회구현을 위한 정부 및 시민사회단체의 노력이 명백하게 필요한 것이다.

(9) 안구건조증의 원인

【환자】 (여, 64세)

【증상】

안구건조증으로 지난 3월 26일 이후 침 시술 중이다. 환자는 지난 수개월간 전문 안과병원 3곳을 전전하면서 치료를 하였는데 별다른 차도가 없다고 내원하였다. 증상은 눈이 침침하며 눈 뜨기 어렵고 눈물이 나고 눈곱이 많이 끼며 눈에 충혈이 잘된다는 것이다. 안약을 넣어도 효과가 없었다는데 연고를 넣으면 조금 편하다고 한다.

【진단·병인】

태음인 목양 체질에 맥이 부중시(浮中時)에 현긴(弦緊)함이 완고하게 자리 잡아 뇌력, 뇌혈관 부위의 긴장 상태가 강하게 유발되고 있음을 알 수 있다. 환자는 타협하지 않으며 그렇다고 수용하거나 탓하지 않으면서 강한 울체로 자신을 지켜 내고 있었다. 완고함이 그를 유지하는 힘이 되니 이를 해결하기 위해서는 넘어야 할 큰 산을 가진 셈이다. 기기울체가 심하여 향후 뇌압 상승과 이후 노년 말에는 중풍의 발생이 예측된다.

· 기혈응체의 상태

간혹 강인한 심성을 가진 분들을 본다. 삶에서 어떤 타협도 하지 않고 자신의 주장과 의견, 생각을 버리지 아니하며 변함없는 자세로 일관되게 생활한다. 아마도 어려운 환경에서 생존하고 극복하기 위한 과정에서 형성된 유전적인 체질 성향인지도 모른다. 장점은 타의 추정을 불허하는 비타협성과 한 번 결심한 일을 끝까지 완수하려는 의지이다. 이러할 때 불수용, 불인정, 갈등, 마찰은 쉽게 일어날 수 있다. 건강상 문제는 기혈의 흐름을 울체시키고 응체시켜 그 상태에서 벗어나기 어렵다는 것이다. 항강(項强), 견배부의 경직(硬直)을 유발하고 심장병(心臟病), 동맥경화를 유발하는 원인이 될 수도 있다. 침 시술로 기혈을 순행하고 체질병증에 따라 처방하여 경락의 기혈을 소통하지만 어떤 치료를 하여도, 어떤 심리치료를 하여도 쉽게 해결될 상태는 아니다. 이분들에게 필요한 것은 순기(順氣)이니 평소 건강관리로 기체조, 요가, 명상을 권유할 만하지만 해소하기 위해서는 넘어야 할 큰 산이다. 어떠한 치료, 관리, 상담에서도 효과를 볼 수 없는 상황과 정황이 있는데 확고하게 고정된 기혈 상태 또한 그중 하나이다. 그분 스스로 변화를 꾀하는 치료가 요구된다.

(10) 노년도 상처로 병든다.

【환자】 (여, 69세)
【내원 사유】
1) 3월 30일 내원하여 치료 중인 분으로 지난 1년 전쯤 돌아누울 때 좌측 어깨가 근육이 찢어지는 듯한 통증으로 고생하더니 어제 목운동을 할 때 견갑골 쪽으로 통증을 느꼈다.
2) 그 외 지난겨울 눈이 왔을 때, 빙판길에 넘어져 엉덩방아를 찧은

이후 앉으면 통증이 엉덩이 쪽에서 온다.

3) 현재 알레르기 비염을 1년 이상 앓아서 7개월 전쯤부터 비염 양약을 복용 중이다. 또한 뇌경색 초기증후로 3년 전부터 혈액순환개선제를 복용하고 있다.

【맥진진단 · 병인】

태음인 목양 체질 맥진에 좌측 1지가 삽(澁)할 정도로 상처를 받아 있다. 상심의 병증이 크다는 것이 완고함을 말해 준다. 상담을 해 보니, 시어머니 및 본가식구와 함께 오래 살았는데 최근 시어머니가 돌아가셨다고 한다. 시댁식구들과 함께 살아온 것, 그 자체만 보아도 대략 받아 온 삶의 여정을 추정할 수 있다. 폐맥의 삽(澁)한 맥상은 크게 상심한 마음의 상처가 오래 지속되어 온 것을 추정할 수 있다.

외상(外傷)으로 인한 것이라 누구도 어찌할 수 없는 것이고 그에 대한 치료야 대증요법이면 효과적일 것이다. 현대에서 외상으로 인한 치료 못 할 병이 어디까지이던가? 병들어 가는 것은 외상이 아닌 내상이며 이는 남녀노소 차이를 두지 않는다.

3) 치유 사례

여기 소개되는 환자는 모두 단 하루의 내원환자이지만, 이 중에서 내원 전후로 치료를 지속하여 치료된 분들이 있다. 이 사례를 별도로 소개하는 이유는 한의학의 치료 성과를 살펴보고자 함이다. 이를 보고한 것은 한의학의 치료가 필요한 이유를 확인시켜 주고자 하는 의도이기도 하다.

(1) 당뇨의 치유, 문제는 신뢰의 문제

【환자】 (남, 50세)

【내원 사유】

작년 1년간 시민단체장으로, 외국(미국)에서 교환교육을 받고 귀국하였다. 최근 과로가 지속되고 심신의 피로가 누적되어 건강 점검과 함께 보신(補身)을 하기 위해서 내원하였다.

【과거 당뇨 치료 사례】

지난 06년에 당뇨(糖尿) 증후로 내원하여 본원의 지도와 치료의 도움을 받아 자가 노력을 겸하여 치유되었다. 3개월간에 걸쳐서 침, 약물, 식이요법 이외 1개월간의 요양을 하였다. 환자는 절친한 양방 내과의사가 있었는데 그분은 미국연수를 다녀온 정통 양의사로 한방을 미신이라고 절대 불신하여서 양방치료를 받으라고 한 것을 이 핑계 저 핑계 대면서, 본원의 치료 사실을 모르게 하면서 한방치료를 받았었다. 그 결과 당뇨는 치유되었고 현재까지 건강 상태를 유지하고 있다.

- 참고

안과의사로 계신 친척분이 있다. 평소 신뢰가 있었는데 40대 후반에 당뇨가 발생하였다. 초기 당뇨 상태라서 양약을 복용하기보다 근치(根治)할 수 있지 않을까 하여 내원하였다. 인천에 개원하고 계시는데, 격주(隔週) 단위로 김포에서 광주로 토요일이면 비행기를 타고 5번 정도 내원하여 진찰을 받아 초기 당뇨에서 벗어나 치유되었다.

・ 오늘날 당뇨와 고혈압은 대표적인 성인병(생활습관병)이며, 현대 양방의학에서는 한 번 발생하면 나을 수 없는 불치병으로 여겨 평생 죽을 때까지 양약을 복용해야 한다고 주장한다. 광주 당뇨전문 모 의원에서 치유된 한 환자는 의사 曰 '30년 넘게 진료하였지만 당신이 유일하게 치료된 사람'이라고 하였다는 것을 보면, 당뇨병 치료가 결코 쉽지 않은 것을 알 수 있다. 하지만 조기의 경증일 때, 즉 내장의 불균형이 심하지 않을 때 정확한 진단과 적절한 한방치료를 받는다면 치유될 확률은 높을 것이다. 한의학의 필요성은 여기에도 있다.

(2) 만성 월경전증후군의 치료

【환자】 (여, 43세)
【증상】

1) 7~8년 전부터 생리 시면 매번 통증이 너무너무 심하다고 한다. 생리통은 복통, 요통, 두통을 동반하며 계속 구토하려고 한다. 최근에도 2일간 너무 심했다고 한다. 생리 시 통증이 심하여 견디지 못해 몇 번이나 119를 통하거나 야간에 병원의 응급실을 찾기도 했다.

2) 소화가 안 되어 잘 체하는 경향이 있는데 불편하면 수면 중에도 속이 울렁울렁한다.

【맥진 진단 · 병인】

소음인 수음 체질에 침세 현긴(弦緊)의 상태가 완고(頑固)하여 그만큼 병증이 고착화된 상태를 말해 준다. 과도한 긴장 상태를 유지하는 이유는 무엇일까? 이후 입원(入院)치료를 하여 상담해 본즉, 남편이 돈 문제를 일으켜 크게 손해를 보았는데 그 문제를 겁이 나서 구체적으로 알려고 하지 않고 또 행여 해결하지 못할 것 같아 물어 알려고 하지도 않고 있었다. 문제가 커서 부담스러워 회피하는 과정에서 심적인 부담감은 더 강하게 노정되고 있었고 그에 따라서 맥상이 현긴함으로 장기간 유지되는 것으로 추정되었다.

【치료결과】

2주간의 입원치료로 1차 호전되었으며 3개월간 외래 치료를 통하여 병인에 대한 포인트를 맞추어 병증은 크게 개선되었다. 하초의 기운체 상태가 호전되어 생리통이 격감되고 고통과 불안도 약화되었다. 하지만 문제가 완전히 해결된 것은 아니었다. 다소 불안함이 있고 또 아프지 않을까 하는 염려가 남아 있었는데 이는 문제를 직접 대면할 수 있는 용기와 책임지는 자세를 가질 때 해결될 수 있을 것으로 보였다.

· 생리불순, 생리통과 한방치료

중고생 및 여성들이 생리통과 생리불순으로 고생하며 이로 인한 불편함과 더불어 2차적인 난소 및 자궁의 질환(예로 난소낭종, 자궁근종, 불임 등)을 앓게 될 수 있다. 그런데 치료는 대부분 진통제 혹은 호르몬계통의 약물치료로써 결과론적인 대증처치가 일상인 것 같다. 또한 한방치료의 효과를 잘 몰라서 한방으로 치료하지 않는 경향도 있다.

하지만, 내가 보기에 한방치료를 하면 생리불순에 거의 모든 환자에서 매우 효과적이며 근본적인 치료성과를 나타낼 수 있다. 이는 자연생리적인 현상을 바로잡아 주기 때문이라고 본다. 특히 하복부의 적취(積聚)가 많은 오늘날, 이로 인해 2차적인 종괴(腫塊)나 불임(不姙), 불건강한 아이의 출산 등 불행으로 이어질 수도 있는 상황을 적절한 한방치료를 통해 미리 예방할 수도 있다.

(3) 심신훼손의 회복

【환자】(여, 49세)
【현재 증상】
우측 어깨 아픔 및 무릎의 불편함

【과거 초진】09년 7월 6일
【과거 초진 내원 사유】
1) 우측 요각통증-우측 다리가 당기고 저리다.
2) 무기력, 현훈 및 두풍증

　　이로 인해서 어떤 생활도 하기 곤란할 정도였다. 심신의 훼손 상태가 머리를 멍하게 만들고 일에 집중할 수 없고 무기력하며 몸과 마음을 조절하기 어려웠다. 사유는 심신의 과로 탓이었다. 한시도 눈을 뗄 수 없는 장애 아이를 두고 조카까지 돌본 인생에서 어렵고 고통스러운 삶을 논한다.

【병인과 치료성과】
맥이 유약(濡弱)한 상태로 기혈, 음양의 허손 상태가 심하였다. 보신

(補腎), 보정(補精)의 치료가 필요하였다. 안정가료를 위해서 입원치료를 해야 할 상태였고 외래치료 중 2주일간 입원치료를 하였다. 이후 무기력, 현기증, 전신권태, 두풍증이 완화, 소실되었다. 처방은 소양인 망음증의 육미지황탕가미 처방을 위주로 하였다.

【현재 증상】

우측 어깨 아픔 및 무릎의 불편함

【진단 · 병인】

맥의 현실한 기운은 과거 유약한 맥상에서 벗어나 건실해졌음을 의미한다. 다만 과로 및 스트레스로 인한 긴장 상태를 엿볼 수 있다. 지난 시기의 무기력, 현훈, 두풍증, 심신증 상태는 회복 상태를 유지하고 있다.

- 심신훼손의 상태

1) 육체의 과로와 정신적인 피로가 지나치면 기혈이 부족할 뿐 아니라 훼손되어 장부가 기혈을 뇌-내장-사지로 온전하게 내보내지 못하게 되니, 머리는 멍하고 기억력이 약해지고 집중과 조절능력이 떨어지며 모든 일이 하기 싫어지고 추진력이 떨어지는 의욕 감퇴 및 자신감 결여 그리고 침체한 우울증의 증세가 발현된다. 맥은 완실한 건강맥진 상태를 벗어나 심하면 유약(柔弱), 유활(濡滑)해지거나 허약(虛弱)해지니 그 정도에 따라 맥도 나타난다. 치료는 안정을 취하고 규칙적인 생활을 하며 운동은 과하지 않게 가볍게 하도록 하고 땀을 함부로 내지 않도록 하며, 체질영양 식이와 적당한 운동을 병행하면 보통 2~3개월의 치료로 회복된다.

2) 현대 양방의학에서는 어떤 치료를 할 수 있을까? 아마도 영양제 처방과 휴식 정도이겠다. 문제는 유약(濡弱)한 맥상에 나타난 음허(陰虛)의 증후가 일반적인 보식이나 영양식으로 해결되지 못하여 증상, 증후 또한 개선되기 어렵다.

(4) 족열감의 원인 치료

【환자】 (여, 49세)
【초진】 10년 3월 6일
【내원 사유】

1) 족심의 열감으로 잠들기 힘들다. 10년 전부터 있었는데 최근 심해졌다.
2) 양 무릎의 관절에서 소리가 나고 양 팔꿈치에 통증이 있는데 움직이기 힘든 지 5년쯤 되었다.
3) 하지의 불안장애로 다리가 터져 버릴 것 같은 느낌이 있다.

【진단·병인】

태음인 목양 체질에 활유(滑濡)한 맥상으로 신허(腎虛)의 음허(陰虛) 증후이다. 체질침과 사상처방을 하여 치료하였는데 2주 치료로 족열감의 소실(消失)과 1개월 치료로 하지불안증이 격감되었다.

- 족열감의 증상

드물지 않게 족심(足心)의 열기(熱氣)로 내원하는 경우가 있다. 내원 시까지 환자는 몇 개월에서 몇 년 동안 지속된 경우를 보는데, 대체로 이의 상태는 신허(腎虛)의 증후로서 신기능이 쇠약하여 조직액을 생성, 운용하는 힘이 떨어져서 하초의 끝, 간신(肝腎)의 경락에 기혈순환이 잘 이루어지지 않아 허열이 발생하는 것으로 보인다. 신혼 초의 부부관계의 과다, 산후조리의 부실, 건강악화 등으로 신허의 상태가 유발되거나 갱년기의 신허증 등에서 발생한다. 증상은 발바닥이 뜨겁고 열이 나며 통증을 유발하기도 하며, 혹은 겨울에도 이불 밖으로 발을 내어놓고 잠을 자는 경우도 있다. 체질과 무관하게 신허의 병증을 개선하는 치료를 하면, 가벼운 증후는 침 시술만으로도 1~2주 이내, 조금 오래되었다고 하여도 1~2개월 이내에 침 및 약물치료로 증상 소멸이 가능하다.

• 현대 양방의학에서는 이런 증후를 치료의 대상으로 삼지 않고 병으로 보지 않는 경향이 있다. 어찌 보면 미병, 반건강 상태로 보고 이해와 해석, 진단이 불가능한 상황이라고 여기는 것 같다.

이에 비해서 한의학에서는 신허, 음허의 증후로 노화와 연관되거나 호르몬 이상, 비뇨생식기의 기질적인 병변 이전의 기능적 이상 상황으로써 확인된다. 특히 노화와 당뇨 혹은 기타 비뇨생식기의 질환을 미리 파악하여 조치를 취하는 예방적인 효과가 있다. 또한 상세불명의 원인에 의한 불편한 환자의 상태를 개선하여 건강한 삶을 유지하는 데 도움이 된다고 본다.

(5) 중풍환자의 치료

【환자】 (여, 39세)

【진료기간】 10년 1월 15일 – 입원치료 이후 외래치료 중

【내원 사유】

지난해 12월 1일 중풍(뇌경색)이 발생하여 대학병원 및 근처 종합병원에서 입원치료를 받고 있는데, 어질어질(현기증)하여 보행 장애가 있고 중심잡기가 가장 힘들다고 한다. 좌측으로 쏠리어서 몸을 가누기 어려워 침대에서 화장실 가는 데도 옆벽을 짚고 가야 할 상태로 뇌기능은 불안정한 상태에 놓여 있었다.

【맥진진단 · 치료】

소양인 체질로 신허(腎虛)의 허화(虛火)상충과 담음(痰飮) 상태가 노정된다. 맥진상 중맥(中脈)이 흔들거림을 보여 주어 중심을 잡지 못하고 몸이 흔들거림을 느낄 수 있었다. 3주간 입원치료과정에서 몸의 중심을 잡지 못하는 현기증은 소실되어 갔고 안정 상태로 유지되었다. 일상생활이 어느 정도 가능하여 퇴원치료 이후 외래치료 중이다.

- 중풍환자의 치료현실

과거에는 중풍 하면 한방을 생각하였고 이는 90년대까지 중풍의 치료는 한의학이 대세였다. 그런데 근래에 중풍환자는 과거와 달리 한방보다 양방을 선호한다. 대략 1개월 전후 급성 상태에서 양방치료를 받고서 회복이 미진한 후유장애 부분을 치료하고자 한방을 찾는다. 이렇게 양방을 선호하는 이유는 무엇보다 CT, MRI 보급으로 보다

정확한 뇌의 병변을 진단하고 직접적인 뇌수술을 통해서 환자에게 보여 주기 때문이라고 본다. 그 진단의 유용성은 타당하겠지만, 그 치료(수술요법)가 모두에게 타당한지는 의학적으로 의구심을 가질 수 있다. 어찌 되었던 초기 급성기보다는 중풍 후유증으로 한방을 찾는데, 후유증으로는 수족탄탄 및 저림, 손의 사용 제한, 언어건삽의 어둔함, 현기증, 사고 인지능력 저하 등이며, 대략 중풍 발생 3개월 이내에는 어느 정도 회복된다. 즉 중풍환자는 발생 3개월간 회복력이 가장 좋은 시기에 치료를 집중할 필요가 있다.

의원을 할 때보다 병원을 운영하니 중풍환자가 내원하는 경우가 좀 더 있는데, 무엇보다 수족탄탄(손, 발의 사용 제한 및 저림 등 장애)과 언어장애, 현기증 등 치료에서 한의학의 치료 – 침과 한약 – 가 이러한 뇌기능 장애를 해소하는 데 탁월한 것으로 보인다. 특히 침은 뇌신경계를 자극시켜 뇌세포의 활성화를 이루도록 도와 퇴행, 변화된 상태를 개선하는 데 그 어떤 것보다 빠르고 정확하며 크게 기여하는 것으로 느껴진다.

(6) 심신장애의 흉비증(胸痺症) 치료

【환자】 (여, 41세)

【증상】 초진 2월

1) 흉비, 흉통으로 다소 두려움과 불안함을 가지고 있다.

2) 소화불량 – 역류성 식도염

이러한 증후가 있었던 최근 증후로는 며칠 전, 과호흡증후군으로 호흡곤란을 일으켜 응급실을 찾게 되었다. 갑자기 숨쉬기가 곤란하여 숨이 막혀 마치 꼭 죽을 것 같았다고 근심한다.

【맥진 진단으로 살펴본 병인과 상태】

소음인 수음 체질 맥진에 침안시(沈按時) 현세(弦細)함이 완고하다. 흉비, 소화불량의 원인은 심맥 및 장기맥의 과도한 긴장 탓이다. 현함의 강건함은 심적인 병적 요소 상태가 완고함을 말해 주며 쉽게 해결되지 않을 것임을 내포한다.

【치료과정에서 살펴본 증후】

초진 2월 이후 7월에 이르기까지 장기간 치료하였다. 초기에는 한약을 2개월 정도 복용하였지만 이후에는 대체로 상담 및 침 시술 위주로 이루어졌다. 심기울체의 증후로 맥상의 변화 또한 매우 더디고 완고하였으며 복진상 심하비경(痞硬) 및 소복 경만(硬滿)한 상태는 오랫동안 해결되지 않고, 이는 결체된 장부의 기혈 상태를 보여 주었다. 환자의 이러한 증후는 타고난 체질적인 증후, 성향과 관련이 깊은데 소음인 수음 체질의 전형적인 특징인 기울체증을 보여 준다. 또한 완고함은 존재하는 현실 세상의 반영으로 가정과 성장과정에서 느끼고 가졌던 것이라고 말한다.

(7) 장기간 치료자의 경험

【환자】(여, 65세)
【내원 사유】

환자는 06년도부터 내원하여 오늘에 이르기까지 장기 내원 중이다. 초기 1년간 꾸준히 치료했지만 올해는 1월 2회, 3월 1회 그리고 오늘 내원하였다. 주로 증상은 좌골신경통이다. 병인은 노화와 연관된 퇴행성 디스크협착 상태로 요각통을 호소한다.

【과거력】

과거 06년 초진 시부터 1, 2년간 치료는 전신통, 요통, 흉비, 두풍 등 전신증상으로 암증(癌症)의 초입(初入) 상태로 건강이 불량하였는데 그 상태에서 다소 벗어나 건강성을 유지하고 있다. 회복의 동기는 무엇일까? 자신의 상황에 대해서 너무 비관적으로 생각하지도 않고 병든 것에 대해서 크게 두려워하지 않고 잘될 것이라는 믿음과 함께 꿋꿋이 치료를 다했다. 지금이야 별다른 치료차 오는 것은 아니지만 당시는 성실하고 꾸준히 치료를 받았다.

- 병증에서 벗어나기

현대 양방의학의 문제점 하나는 병명(病名)에 국한된 치료를 한다는 데 있다. 즉 증후나 복합적인 증상, 여러 질병을 하나하나 별개로 보고 치료하며, 통합하여 전일적으로 진단, 치료, 관리하지 못하는 데 있다. 예로 혈압, 당뇨, 관절염이라는 병명에 각기 처방을 하여 치료한다. 이러하니 실제 장기의 상태는 낫기 어렵고 병변은 지속되기 쉽다. 왜냐하면 원래부터 포인트가 내장기의 병증 상태에 있지 않고, 이를 개선하거나 치유하는 처방 또한 아니기 때문이다. 즉 내장기의 '병증(病症)'을 진단, 치료하는 체계가 없기 때문이다. 조직세포의 변성화 과정에서 병변에 이르기까지 이상 소견을 진단하고 치료하는 것은 극히 드물다.

이에 반하여 한의학은 하나의 국한된 병명이라고 하여도 체질, 병증에 따라 치료를 달리하고 또한, 복합적이고 여러 질병을 하나의 유기체적인 생명현상에서 발현된 증후(병변현상)로 보아 치료에서는 하나의 단일처방으로 이루어진다. 병명이 진단되지 않았거나 설사 알 수 없다고 하여도 장부의 병증을 치료하는 한의학은 내장병변 상태를 개선, 치유하는 데 주안점을 두기 때문에 병명, 병변이 악화되거나 진행되지 않게 하고 내장병변을 개선, 회복하는 데 기여한다. 그래서 환자는 오랜 기간 치료되지 않았던 병명, 병변으로 회복이 복잡하고 어려울 것 같은 정황에서도 개선, 치유될 수도 있는데 한의학이 이를 주도할 수 있다.

(8) 소음인 구안와사(얼굴마비)의 치료

【환자】 (남, 34세)

【증상】

2일 전 야간작업을 한 이후 쉬지 않고 아침에 조기축구를 하고 나서 발생된 좌측의 안면신경마비증상을 가지고 내원하였다. 과거력 없음.

【맥진진단 · 병인】

소음인 체질에 부중시(浮中時) 부활(浮滑)한 맥상이 신수열표열병증(腎受熱表熱病症)의 천궁계지탕(川芎桂枝湯)증을 의미한다. 과로 누적 상태에서 외사(外邪)의 침범에 의해서 신경마비가 발생한 것이다.

【환자의 치료】

구안와사는 과로한 상태에서 상풍(傷風) 시 발생하는 경우가 대부분이고, 본원에 매월 내원하는 사람이 있을 정도로 흔한 증상인데 대략 3~6주의 치료기간을 필요로 한다. 즉 중추성이 아닌 경우에는 대체로 3~4주 전후에 회복된다. 환자 또한 3주간의 치료로 회복되어 종결하였다. 난치성의 경우에는 2~3개월간 치료를 요하기도 한다. 또 중추성의 경우에는 완전 회복되지 않고 와사기가 남아 평생 지속되는 후유증을 앓을 수도 있다.

- 얼굴마비라는 병명

2010년부터 국제기준에 맞게 양·한방 질병 코드가 하나로 통합되었다. 그런 와중에 한방적인 병증 코드가 영원히 소실되는 무수한 경우를 볼 수 있다. 그 가운데 '구안와사'라는 질병 대신 '얼굴마비'로 대체된 것이 있다. 안면신경마비를 우리말로 하고자 얼굴마비로 하였는지 모른다. 병명은 어떠하든 동일한 상태와 상황을 말하는 것은 분명하니 용어의 문제는 아닐 것이다. 마비의 원인을 현대의학에서는 바이러스에서 찾는 경향이 있고, 전통한의학에서는 이와 유사한 육음(六淫)의 침범을 주로 얘기하였다. 이 또한 용어의 차이일 뿐 별다른 차이는 없다. 환자는 한 사람이고 한 생명이며 마비가 나타나는 증후나 증상 또한 그 사람에게 있는 그대로의 모습이다. 즉 보는 시각은 학문적인 고정된 세계관의 시각에서 차이를 둘지언정 존재하는 현실은 동일하게 하나로 존재한다. 즉 세계관에 의한 해석의 차이가 있지만 이 또한 보는 관점에 따라 동일하게 이해될 수 있다.

(9) 소음인 – 심신증(心身症)의 회복

【환자】 (여, 39세)

【증상】

1) 천면 및 불면증

2) 흉비 불안증

3) 견비통, 항강증

4) 의욕감퇴, 우울증

환자는 최근 부친상을 당하고 수면장애와 함께 가슴이 울체된 답답한 증후와 불안한 감정으로 숨쉬기도 곤란하고 숨이 막힐 것 같기도 하다. 아무런 일을 할 수 없는 의욕감퇴 상태로 직장을 그만두고 휴직 중이다. 어떤 일에 대한 의욕도 없고 하고자 하는 것도 없으며 재미도 없는 상태이다.

【맥진진단 · 병인】

소음인 심기울체, 심허증의 맥 유약한 상태로 심지의 강화가 필요하다.

【치료과정 및 결과】

입원치료를 하여 다소 안정을 되찾았고 이후 2개월간 치료를 시행하여 심장기운의 강화를 통해서 흉비, 불안장애, 불면증의 해소로 심신의 안정을 찾았다. 장기간 노정된 삶의 과정에서 해소되지 않은 삶의 가치와 의미부여에 어려움이 있어 이후에도 2개월 이상 항강증, 편두통을 간간이 호소하여 치료를 지속하였다.

4) 체질병증의 사례

하루의 내원자 중에 체질병증의 사례를 소개하고자 정리해 보니 소음인 일색이다. 소양, 태음, 태양 각 1회에 지나지 않는다. 최근 내원환자 수는 소양인, 소음인, 태음인 순으로 보인다. 과거 90년대 내원환자 수는 태음인, 소양인, 소음인 순이었는데 다소 변화된 상황을 보인다.

(1) 소음인 – 만성피로증후군의 원인 파악

【환자】 (남, 33세)

【내원 사유】 여수에서 부부가 진찰차 내원하였다.

【증상】

1) 열이 많다.

2) 눈의 충혈이 잘된다.

3) 만성피로 상태가 7년째 지속된다.

【맥진진단 · 병인의 소견】

소음인 체질 맥상에 강침안시 미약(微弱)한 상태로 망양증(亡陽症) 맥상이다. 망양 증후에서도 부활(浮滑)한 기운은 허열(虛熱)이 상충하여 표열 양상을 보인다.

환자는 7년 전부터 만성피로 증후가 있었던 것으로 보아 20대 초반에도 불건강한 생활습관을 지속하였고, 이후에도 증상이 여전하였던 것으로 보아 20대 중후반에도 마찬가지로 건강하지 못한 생활을 했다는 것으로 보인다. 즉 심신의 훼손 상태가 20대에서도 회복되지 못했다는 것은 불건강한 생활습관이 지속되어 회복을 방해했다는 것을 고려할 수 있다. 달리 보면, 경증의 피로 상태는 자연생활 상태에서 자연 치유될 확률이 높지만, 그렇지 못한 경우는 선천적인 원인이 있거나 불건강한 생활여건이 확연히 존재하였을 때 일어나는 상황이다.

- 소음인의 망양증과 적외선체열진단상 표열 상태

망양증(亡陽症)은 생명을 추동하는 양기의 기운이 쇠진한 상태로서 임상에서는 생명의 원기가 부족하거나 훼손된 증후로 만성피로 상태에 놓여 있거나 병변이 지속될 때 발생하는 경우가 흔하다. 증상은 주로 기력부진, 체력저하, 만성피로를 기본으로 하여 여러 증상과 질병을 겸하는데 양기가 쇠진한 상태라서 일반적인 방법(건강기능식품이나 비타민제 복용 등)으로 쉽게 개선되지 않고 지속된다. 허손된 상태가 심하여 양기의 부양이 필요한데 최소한 승양익기탕류 이상의 처방을 통해서 보완될 수 있다. 가벼울 때는 건강한 생활 관리를 통해서 회복할 수도 있지만, 망양중증 이하에서는 반응하지 않고 지속된다. 그렇다고 하여 망양중증에 이르지 않는 한, 양방적인 병명이 뚜렷한 경우가 없어 만성허로 상태로 유지되는 경우가 있다. 이의 근본 회복을 위해서는 정확한 진단과 체질적인 처방이 필요하다.

망양증일 때 일반적으로 수족 및 피부가 냉할 때가 많지만, 허화가 상충된 경우에는 수족 및 피부표면의 느낌이 허열로 뜨거울 수도 있으니 수족이 뜨겁거나 냉한 것만으로 소양, 소음의 체질구분과 병증을 구분하는 것은 불가하다. 특히 적외선 체열진단상 20~40대 여성의 경우 소음인에서도 허열상충일 때 몸통과 등 전체에 34℃ 이상의 표열적인 현상을 나타내는 경우가 소양인보다 더 심하고 흔하다.

(2) 소음인 – 만성감기

【환자】 (여, 33세)

【내원 사유】 건강차 내원한 부인으로 위 남편의 부인이다.

【증상】

1) 만성 비염

2) 수면장애 불면증(7년째 지속)

3) 감기가 낫지 않고 2~3개월째 지속 중이다.

【환자의 소견】

환자는 알레르기성 질환을 앓고 있는데 이는 심신의 불안정한 상태로 수면장애와 연관된다. 수면장애는 여러 원인이 있지만 자율신경계의 과항진된 교감신경계의 영향하에서 발생하는 경우가 흔하며, 이는 흔히 평소 내재된 스트레스가 뇌신경을 항진시키기 때문에 일어나는 현상이다. 알레르기성 질환이 소음인 신수열표열병증(腎受熱表熱病症)의 양상을 보인다.

▪ 소음인의 감기와 신수열표열병증(腎受熱表熱病症)

소음인 감기는 신수열표열병증(腎受熱表熱病症: 신장에서 열사의 병사를 받아 겉의 열증의 병을 앓는다)의 하나로 병사(病邪)의 근본이 기관지, 폐의 부위보다 신장에서 발생되는 경향이 있다. 흔히 감기 중

하나인 급성신장염증과 연관된다. 그런데 현대 진단으로 신장병증이 잘 나타나지 않아 일반적인 처치를 하지만, 맥진과 에너지 검사(기측정, 오링테스트 등)를 해 보면 근본과 그 심한 상태가 대부분 신장(腎臟)에 있음이 뚜렷하다.

- **참고**

임상현실에서 보면 치료가 반드시 A에는 A로 정확해야 회복되는 것만은 아니라는 것을 알게 된다. 그 이유는 여러 가지가 있겠지만 몸은 어떻게든 회복하고 건강하려는 강력한 생명치유력이 있고, 병이 가벼우면 대증치료로 일정한 효과가 나타나기 때문이다. 감기도 마찬가지로 치료야 어떻게 하든 감기의 기운이 소진되는데 이는 근본치료가 아니어도 대증요법으로 일정한 효과가 분명하고 감기의 병사가 어디에서 기시하든 관계없이 그 증상이 줄어들거나 사라질 수 있기 때문이다.

(3) 소음인 – 만성통증 치유를 방해하는 수음 체질의 정신 스트레스

【환자】(여, 49세)
【내원 사유, 증상】
단골환자로 지난 1개월 전에 팔을 들다가 올릴 때 통증이 발생하여 우측은 호전되었는데 좌측이 심하다고 내원하였다.

【진단 · 병인】
소음인 수음 체질 맥으로 맥은 침현(沈弦)하다. 강한 압박감의 특성을 여실히 보여 주는 수음인으로서 기기울체 상태를 보여 준다. 치료 과정에서 2개월 전쯤 주변 동료로부터 오해로 말미암아 강한 스트레스를 받았다는 것을 알 수 있었다. 원래 수음 체질상 자존심이 강한 성향으로 타협과 수용을 잘하지 못하여 강한 스트레스 또한 타협하거나 수용되지 못하고 거부되니 현(弦)한 맥상으로 대치되어 기혈이 응체된 상태를 지속하고 있었다. 10회 정도 침 시술과 물리치료를 하니 어깨 관절 주변의 소결체(TP도 일부 포함)들이 감쪽같이 완전 소실되었지만, 개인의 주관적인 증상은 깨끗이 낫지 못했다. 아프지 않으면 안 될 심신의 상태였다.

- 수음 체질의 특성 하나

8체질 중에 수음 체질이 다른 체질에 비해서 가장 강한 내적 스트레스를 받고 잘 해결하지 못하는 기질이 있다. 그 기질은 장(腸)의 특성과 연관되며 체질적인 처방인 약물에서도 반영된다. 모두 이기(理氣), 해기(解氣)지제인 관중탕류가 사용되는 것을 보면 어떤 체질보다 강한 기울, 기체 상태를 잘 보여 주는 것을 엿볼 수 있다. 이는 완고한 강한 자존심, 그리고 타협하지 못하며 수용하기를 꺼리는 자세로 나타나며 이로 인해 울체된 기혈은 심신수련, 체질침, 처방, 상담 등 어떤 방법으로도 쉽게 해결되지 않는 완고함을 보여 준다. 즉 완고한 체질적인 특성은 본래 타고난바, 체질의 생리적인 면을 반영한다. 이를 쉽게 해결하는 방법은 없을 것이며 아마도 스스로 자신의 체질생리를 깨달아야 쉽게 해결되리라 본다. '아 내가 스스로 헛된 자존심이 강하고 수용과 타협을 하지 않고 있구나'라고 말이다.

(4) 소음인 - 불안장애

【환자】(남, 53세)

【초진】09년 12월 11일

【내원 사유】

【증상】

1) 흉비(胸痞), 기단(氣短), 심기의 불안장애

2) 붕 떠 있는 느낌이 자주 든다.

【진단 · 병인】

소음인 수양 체질로 맥이 촉급하며 불안정한 상태에 있다. 공황장애 초기증상이며 심맥불안으로 인한 불안장애를 앓고 있었다.

【치료과정 및 결과】

맥침세현(脈沈細弦)한 상태로 심기울체가 누적된 상태이다. 체질침 시술 및 심양허증을 치료하는 승양익기탕을 처방하였다. 4개월 이상 오랫동안 치료하여 흉비, 기단증후는 거의 소실되었고 약증도 보중익기탕증, 팔물군자탕증으로 좋아지기도 했으나 다시 보중익기탕증으로 낮아졌다. 약은 총 8회 정도 처방하였으나 이후 8월에 이르기까지 침 시술을 위주로 치료를 지속하였다.

• 불안장애를 유발하는 한방기전

맥진상 살펴보면 불안장애, 공황장애는 심맥(心脈)의 부조화, 불안정 상태에서 비롯된다. 유전적인 혹은 정신적인 혹은 육체적인 과로로 인해서 심맥이 과부화로 말미암아 불안정해짐으로써 나타나는 심신증상인데 심맥이 조절, 통제를 잘하지 못해서 불안, 공황장애를 유발한다. 치료는 침, 약물, 심신요법 등으로 심맥을 안정화시키면 증상개선, 치유에 이른다.

(5) 소음인 – 원기부족

【환자】 (남, 55세)

【초진】 10년 3월 26일

【증상】

1) 지난 2개월 전부터 피로하면 잠을 잘 못 자고 간혹 수면제를 복용하다가 2주 전부터는 매일 수면제를 복용하여야 어느 정도 수면을 취할 수 있다. 수면부족으로 낮에는 약간 두통이 있고 속이 더부룩하다.

2) 1개월 전 대학병원의 검사결과, 약간의 우울증도 있어 약을 처방받아 복용 중이다.

3) 지난 1년 전부터 몸이 가라앉았고 두통으로 한약복용도 하였다. 정력 감퇴 및 원기부족을 느끼고 몸이 예전 같지 않고 처지며 기억력이 크게 감소되고 사고능력도 감퇴된 느낌이다.

【진단 · 치료예후】

진맥상 소음인 수양 체질로 맥이 침(沈)하고 유약(柔弱)함이 크게 정기가 훼손된 상태로 보인다. 이는 부부관계를 과다하게 하여 발생된 상정(傷情) 상태로 추정된다. 정력감퇴, 원기저하의 상태가 중등도 상태라서 4개월간 안정가료를 해야 회복되리라 보였다. 약증이 승양익기부자탕증으로 망양증증이니 허손의 깊이를 느낄 수 있다.

【치료결과】

초진 이후 치료과정 3개월이 지난 지금 환자의 진맥 상태는 활완맥으로 훼손(毁損)된 유약한 맥상에서 건실해지고 있다. 치료과정에서 무리한 활동(운동 및 부부관계, 음주 등)이 회복을 방해한 것으로 보인다. 현재 상태는 일상생활에 큰 어려움은 없으나(즉 원기부족은 어느 정도 회복되었고 수면장애도 어느 정도 나아졌지만) 수면을 잘 취하지 못하고 있었다.

- 원기부족의 원인

생명력을 떨어뜨리고 건강을 악화시키는 원인으로는 여러 가지가 있다. 일반적인 병인으로 일컫는 외인, 내인, 불내외인으로 사고나 수술 이후 후유장애, 칠정상, 음식상 등이 있으나 대체로 노력 과다 혹은 부부관계 과다 혹은 상심에 의한 섭생불리에서 발생하는 경향이 있다. 그러므로 회복을 위해서는 과로를 피하고, 부부관계를 줄이며, 스트레스를 해소하고 규칙적인 생활을 하여야 한다. 이러한 일반 건강수칙이 실제 생활에서 지켜지지 않아 대증치료를 함에도 불구하고 만성적인 피로 누적과 정력 감퇴, 생명력 저하에 따른 질병의 노출과 질병 상태의 지속현상이 일어난다.

⑹ 소음인 – 망양증의 병증

【환자】 (여, 48세)

【증상】

1) 잠잘 때 양손이 저리고 마비되는 증상이 있은 지 1년이 지났으나 치료받지는 않았다.

2) 2년 전 갑상선암 수술 부위가 올 1월부터 간혹 따끔거리고 아프다. 양방 검사상 이상을 발견하지는 못했다.

3) 전체적으로 기력이 부진하고 무력하며 피멍이 잘 든다.

4) 수족이 냉한 편이고 추위를 탄다.

    – 현재 건강악화로 직장은 병가 휴직 중이다.

【맥진 진단 · 병인】

소음인 수양 체질 맥진에 미약(微弱)한 맥상은 허로 상태가 완고하고 깊음을 의미한다. 내장 기혈의 훼손은 신경흐름을 방해하여 상지 비증을 유발하고 쉽게 멍들며 체내 에너지 부족으로 기력부진과 수족냉증, 오한증을 유발한다.

• 소음인 망양증

망양증(亡陽症)이란 생명력인 양기가 쇠잔하고 허손 상태가 심한 상태를 의미한다. 기력부진, 원기부족으로 만성피로 상태에서 벗어나지 못하고 미약한 기운으로 인해서 제 병이 병발하기 쉽고 어떤 증후든 발하면 잘 낫지 않는 경향을 갖는다. 흔히 부자증에 해당되는 망양증은 일반처치로는 양기의 충족이 되지 않아 증후도 회복되지 않고 낫지 않으며 만성화되는 경향이 짙다. 그러므로 병원을 전전하며 이런 훼손 상태에서는 강한 정신적인 충격과 상처를 다시 입게 되면 보호할 막과 에너지가 없기 때문에 암증(癌症)과 같은 유전적 돌연변이를 유발할 수 있다.

망양의 중증(中症) 상태에서는 적절한 치료를 받았을 때 대략 3개월이 지나야 환자가 체감할 수 있는 호전이 있으며 6개월이 되어야 근치에 이를 수 있다. 말증(末症)은 암의 말기와 유관한 상태로 다행히 암증은 없고 허손 상태만 있다면 회복은 가능하다.

(7) 소양인 - 구안와사

【환자】 (여, 50세)

【초진】 10년 3월 27일

【내원 사유】

1) 얼굴마비(안면신경마비: 구안와사)

오른쪽 사랑니의 통증이 있고 2일 이후 구안와사가 발생했는데, 발생 3주 전에 어지러움과 두통이 먼저 왔었다. 어제 아침에 오른편으로 안면마비 증후가 확실하게 나타났는데 근처 양방병원에서 진찰상 말초신경 바이러스 질환이라고 하여 양약처방을 받았다.

2) 그 외 증후로 손바닥의 피부가 건조하여 각피를 형성하였는데 결혼 초부터 시작되어 여름에는 심하다고 한다.

【진단ㆍ치료】

오늘까지 9회 내원하여 침 시술 중인데, 진맥상 소양인 토양 체질로 현긴한 기운이 완고하여 강건한 스트레스가 울체된 상태로 유지됨을 느낄 수 있다. 결혼 초부터 시댁과의 갈등이 간혹 있었고 지속되었는데 남편이 좋아서 살지, 시댁문제는 정말 스트레스라고 한다. 그래서 삶의 재미도 없다고 한다. 1개월간의 침, 약물로 치료하였다.

(8) 소양인 – 만성감기

【환자】(여, 30세)

【내원 사유, 증상】

1) 1개월째 감기가 지속되어 내원, 현재 목이 아프고 열이 나며 기침한다. 08년 출산 이후부터 감기를 자주 앓는다.

2) 최근 손이 차고 저리며 팔다리에 힘이 빠지고 후들거린다.

3) 자궁근종이 있고 하지정맥류, 위염증세

4) 아이가 잠을 깊이 못 자서 자신도 깊은 잠을 자지 못한다.

【맥진진단 · 병인】

소양인 체질에 부안시(浮按時) 부활(浮滑)한 기운도 있지만, 우측 맥이 유약(柔弱)한 맥상은 선천적인 허약을 의미하고, 좌측의 현(弦)한 기운은 현재 스트레스로 긴장 상태를 반영한다. 허로(虛勞)한 가운데 발생한 상한(傷寒)으로 독활지황탕(獨活地黃湯) 가미 처방으로 치료하였다.

(9) 태음인 병증

【환자】 (남, 50세)

【내원 사유】

오늘 초진으로 진찰받으러 서울에서 내려왔다. 증상은 왼쪽 목에서 머리 위로 무겁고 뻐근한 느낌을 2~3개월 전부터 느끼고 있었다. 이런 증상은 처음 있는 일이라고 한다.

【맥진 진단·병인】

진맥상 태음인 목양 체질로 다소 유활(濡滑)한 기운이 간혈부족(肝血不足) 상태를 말해 주고, 우측 2지의 울체 상태가 간화범위(肝火犯胃)의 상황으로 위기능이 울체된 기운을 말해 준다.

- 태음인의 병증과 약

태음인의 병증이 실증(實證)일 때는 열다한소탕(熱多寒少湯)을 지나 청폐사간탕(淸肺瀉肝湯)증으로 악화되어 간다. 병이 깊어짐에도 불구하고 일반적인 보혈(補血), 보기(補氣)의 약재가 들어 있지 않고 오히려 간기울결을 풀어 주는 약이 가미된다. 심지어 대황(大黃)까지. 그것은 태음인의 병변이 실증(實證)으로 진행하고 악화되어 간다는 것을 말하며, 생명력의 근간인 기혈이 유여(有餘)함을 의미한다. 예로 지방간, 고지혈증, 고콜레스테롤증, 심실의 비대, 당뇨, 고혈압 등에서 볼 수 있다. 태음인은 병이 깊다고 하여 반드시 기혈이 쇠잔한 것은 아니니, 다른 어떤 체질보다 위해(危害)한 항암제 및 방사선의 부작용을 견디고 이기는 능력이 탁월한 것 또한 생기의 기저가 유여하기 때문이다.

다만, 정신과로나 섭생불리, 혹은 만성질환의 지속 등으로 몸이 손상되면, 정혈(精血) 및 정수(精髓)가 부족해지는 허증(虛證)이 되는데 이는 단순한 기혈부족의 증후가 아니다. 이때 보정할 수 있는 약재로는 산약, 황정, 용골, 오미자, 천문동, 녹용 등이 가미되는 것을 볼 수 있다.

(10) 태양인의 병증

【환자】 (여, 31세)

【초진】 지난해 11월 3일

【증상】

1) 구내염이 만성 상태이며 우측 팔다리가 간혹 저린 지가 오래되었다.

2) 평소 식욕이 없고 간혹 위가 더부룩하고 소화불량이 있다.

3) 최근 관절 부위의 통증이 자주 오고 머리가 자주 아프고 입안이 자주 헌다.

【지난 치료과정】

1) 1차 태양인 오가피장척탕 加 부자 0.3돈 20첩 처방

2) 2차 11월 25일: 많이 호전되었다고 전화 왔는데 구내염 소실, 식욕호전, 소화불량도 호전, 그래서 동일하게 처방하였다.

3) 그런데, 12월 8일 두 번째 약복용 중에 속이 더부룩하다고 전화가 왔다.

【4월 현재의 증상】

1) 입안이 다시 헐었다. 지난번 약복용 이후 수월한데 본래부터 잘 헌다.

2) 올 초에 구토, 설사, 급성 위장염으로 서울병원에서 2주간 입원하여 치료하였다.

3) 우측 대퇴부가 쓰리면서 아프다. 1개월에 1회 정도 주기적으로 그렇다.

【진단 · 병인】

태양인 체질로 현활(弦滑)하면서 약(弱)한 기운이다. 체질상 급한 성격에 간(肝)조혈기능이 약해져 쉽게 화가 나고 짜증스러울 뿐만 아니라 위장기능이 과긴장하고 허약한 기상으로 얼격 증후 이외 증상을 앓고 있다. 환자는 체질처방으로 호전되지만 삶에서 심신을 다스리기에 다소 어려움이 있어 조급해지는 간화(肝火)로 건강악화 상태를 유발하고 있다. 심신의 안정을 위한 마음 다스리기와 체질별 식이요법을 조언하였다.

- 태양인 병증과 체질의학

위의 증상은 실제 몸에서 일어날 때 결코 경중이거나 간단한 문제가 아님을 알 수 있다. 위장질환과 관절 근육통의 증상을 30대 초반에 앓고 있다는 것은 더욱 그러하다. 양방진단상 위염 및 위 기능장애 이외 별다른 진단과 치료를 할 수 없는 상태이다. 과거 체질의학을 대중화하는 데 크게 기여한 이명복 의학박사는 자신의 고질적인 얼격, 애역의 위장병을 권도원 선생님의 체질침 시술로 치유되어 크게 감응하여 이를 공부하였고 대중적으로 소개하였다.

5) 의료의 문제

오늘날 의료는 마치 신격화되어 절대적인 것으로 간주되는 경향이 있다. 그런데 의학은 하나의 과학으로 아직 미완성적이고 불완전한 상대적인 지식체계이다. 또한 미흡한 부분의 발전 가능성과 상시적인 오류 가능성을 둔 학문인데도 불구하고, 현대과학의 눈부신 발전으로 의학을 절대시하는 경향이 있다. 그 피해는 단지 환자에게만 있지 않고 의사에게도 있는데 오히려 의학을 절대시한 덕분(?)에 의사로서 가지는 인술(仁術)의 의미와 가치와 보람을 느끼는 경우가 낮아지고 이로 인해서 삶의 상실감과 박탈감도 커지는 경향이 존재한다.

어찌 되었건 현 의학은 눈부신 발전을 통해 완벽할 만큼 성숙되어 왔다. 다만, 의료현실에서 보면 여러 가지 사회적인 문제를 남겨 둔 채 학문만 발전하는 결과를 낳고 있다고 본다. 이에 하루 환자를 토대로 몇 가지 문제제기를 해 본다.

(1) 건강한 육체의 소유, 의학은 무슨 필요가 있는가

【환자】(남, 51세)
【초진】10년 3월 13일
【내원 사유】
1) 평소 운동을 많이 하는 편인데 우측 팔 및 손목, 팔꿈치의 통증
   이 있고 8년 전에 오른쪽 발가락 손상을 입은 이후 걸으면 대퇴

부 쪽에 약간의 통증이 온다고 한다.

2) 헬스는 하루 4시간 정도 하며 골프는 주 2회 정도 필드에 나간다 고 한다.

【치료과정 및 결과】

금일까지 6회 내원하였다. 체질은 소음인으로 수양체질침＋아시혈 시술을 시행하였다. 치료하는 과정에서 하루하루 쉽게 회복됨을 느낄 수 있었다.

육체는 운동으로 단련되어 탄탄하고 건실한 몸 상태를 지니고 있 었다. 사고에 의한 외상과 운동과로에 의한 손상만 없다면 무병장수 할 수 있는 체격이고, 건강한 상태였다.

· 드물지만 의학의 발전에 혜택(?)을 받지 못하는 사람들이 있다. 제3세계국가의 영세민이 아니라, 건강보험혜택이 우수한 우리나라에 서도 선천적으로 건강하고 삶이 건강하여 무병하기에 장수하는 건실 한 체질로서 어떤 의학, 의료 행위가 필요 없는 사람들이 있기 때문 이다. 이런 분들의 입장에서는 건강보험료를 납부하는 의무도 불합리 할 정도이다. 평생 병의원을 찾을 일이 거의 없기 때문이다. 간혹 드 물지만 태어나 병원을 처음 찾는다며 내원하는 40대, 50대를 비롯하 여 60, 70대 분도 있다. 평생 병원에 입원한 적이 없고 치료도 고작 감기약 정도에 불과한 분들이다.

(2) 사고로 인한 장애 – 고질적인 상태, 의학은 어찌할 수 있을까

【환자】 (남, 38세)

【증상 및 과거력】

1) 오랫동안 불면증을 앓아 왔다. 잠들기 어렵고, 자다 깨다를 반복한다.

2) 우측 대퇴골두 손상으로 인공관절 수술을 2006년에 하였고, 약간의 통증을 느낀다.

3) 변이 불규칙하고 양치질 시 구역감이 좀 있으며 평소에 갈증을 잘 느낀다.

   과거 27세 때 건설현장에서 사고로 낙상하여 머리를 다쳤는데 귀의 청신경의 퇴화로 오른쪽 소리를 잘 듣지 못하고 이명증이 있다.

【맥진진단 · 병인】

태음인 체질에 활현(滑弦)한 맥상은 기혈이 과하고 실질적인 스트레스가 유지되는 것을 볼 수 있다. 젊어서 외상으로 인한 뇌의 손상은 정신의식적인 퇴화와 심신의 상태를 고정 유지하는 것으로 보여준다.

• 치료 및 회복의 한계

임상에서 볼 때, 환자 상태에 따라 치료 및 회복의 한계를 파악하는 것이 중요하다. 물질적이며 고질적이고 고정된 상황은 어떤 약물이나 외부적인 처치로 치료의 한계를 내포한다. 예를 들어 스티븐 호

킹 박사와 같은 난치증후 상태나 말기 암 환자, 진행을 마친 류머티스 환자, 혹은 이 환자의 경우처럼 외상과 만성적인 불면증과 연관된 고정된 심신의 상태는 어떠한 치료로도 변화하기 어려운 상황임을 말해 준다. 즉 약물과 침 및 수술, 물리요법, 자연처치 등 어떤 수단과 방법을 통해서도 회복할 수 없는 한계를 가진 상황이다. 고정된 심신 상태에서 극적인 변화를 모색하는 것은 그만큼의 에너지와 파장을 가진 높은 차원의 심신변화를 필요로 하며, 이는 심적이고 혁명적인 변화과정에서 일어날 수 있는 일로 일상 일반치료로는 불가능하다. 이는 의학의 발전과 무관하여 불가한 것으로 예나 지금이나 향후 미래에서도 어쩔 수 없는 것이다. 마치 생로병사를 피할 수 없는 것처럼.

(3) 불안장애 - 사회적인 원인, 적절한 진단에 의한 치료도 중요

【환자】 (남, 39세)
【내원 사유】
소개받아 대전에서 금일 초진으로 내원

【증상】
1) 2회 정도 공황장애를 겪어 현재 대전 모 병원에 입원치료 중이다.
2) 1주일 전에 변이형 협심증이라는 진단을 받았다. 평소 무리하면 숨이 차고 가슴이 찌릿하다.
3) 최근 충격으로 불안증이 증폭될까 걱정이다.

【맥진진단 · 병인】
수양맥진에 미약(微弱)한 맥상이 심허(心虛) 망양증(亡陽症)의 상태이다.

【치료과정의 예후 소견】

1) 환자의 상태는 심양허(心陽虛)로 인한 불안, 공황장애이다.

2) 보심(補心)의 치료를 하면 상태는 개선, 회복될 수 있다. 현재 부
   자증까지 악화된 상태이지만 나아지면 심양허→심기허→심장의
   안정 상태로 호전될 것이다.

- 심허의 불안장애, 공황장애

오늘날 공황장애, 불안장애 환자가 많아지는 이유는 현대생활 중
에 과중한 일이나 업무, 혹은 충격적인 일에 잘 노출됨으로써 심기불
안의 상태가 노정되기 때문이다. 소음인의 경우 불안장애, 공황장애
를 호소하는 상태를 살펴보면 대부분 심실증이 아닌 심양허증으로
심장을 싸는 기운인 심포 기운의 허손, 탈진 상태에서 비롯된 소인이
다. 즉 과도한 심 및 심포의 에너지소모 때문에 발생한 것으로 양허
의 부자증에 이르렀을 때, 통제 불능의 상황이 연출된다. 일반 처치로
는 잘 회복되지 않고 양허의 보양치료를 해야 심양허손의 상태가 회
복되니 불안장애, 공황장애의 증후가 완화, 소실될 수 있다.

그런데 이러한 증후를 모르고 대증요법을 시행하거나 1, 2년 이상
안정제 계통의 처치를 받아도 증후, 증상은 회복되지 못한 채 방황하
는 경우가 허다하다. 한의학의 적절한 내장 변증시치가 필요한 것은
단지 만성적인 내장증후만이 아니라 현대적인 심신증, 신경장애 환자
에게도 필요한 것이다.

⑷ 증가하는 불임환자 - 사회적인 원인, 적절한 진단에 의한 치료도 중요

【환자】(여, 37세)

【내원 사유】

작년 11월 결혼 이후 임신을 원하여 내원하였다. 부인과에서는 자궁근종의 진단을 받았고 별다른 증후는 없다.

【맥진진단 · 병인】

소음인으로서 활약(滑弱)한 혈허(血虛)의 맥상에 향부자팔물탕증

【소견】

1) 임신에는 지장이 없는 상태이지만 혈허의 상태가 있어 임신 중 빈혈을 앓을 수도 있는 상태였다.

2) 신혼이라고 하여도 자궁근종을 앓을 수 있는데, 30대 중반까지 정상적인 부부관계를 하지 않은 것이 근종을 유발하는 원인으로도 작용한다. 대체로 20대 후반부터 난소난종 및 자궁의 질환이 늘어 가는 이유는 미혼인 상태와 유관하다. 다시 말해서 미혼일 경우 스트레스를 하초에서 받을 때 적절히 해소하지 못하여 하초에 기혈이 응체되어 생식기(자궁 및 난소)의 질환 발생이 유발될 수 있다.

· 현대인의 불임 상황

정혼 연령층이 늦어지고, 청년의 건강함이 뒤떨어지는 상황이라 불임 환자층이 늘어나고 있다. 어떤 통계에 의하면 기혼여성 10~

20% 정도는 불임으로 고생한다고 한다. 불임환자를 진찰하면서 느낀 바는 10대에서 20대에 이르는 생활상 불건강성(예로 입시지옥)과 20대 생활의 불건강성(예로 늦은 수면생활, 과도한 정신활동, 불규칙한 생활습관 등)에 의해서 해가 갈수록 젊은 남녀 모두가 갖는 평균 건강성이 떨어지고 있다. 임신은 두 부부의 건강성에 의해서 좌우되는데 건강 상태가 양호하면 3개월 이내 자연임신이 가능하고, 다소 허약하면 임신은 가능하나 임신확률이 낮아지면서 허약한 태아의 임신이 이루어진다. 부부의 건강성이 심각할수록 난임, 불임과 함께 자연유산과 기형아 출산에 이르기까지 부부의 건강성에 의해서 좌우됨을 볼 수 있다. 그러므로 불임 자체의 치료도 중요하지만, 더 중요한 것은 건강한 아이를 갖기 위한 부부의 건강성 회복이 중요하다. 즉 건강한 태아를 위해서는 부모가 먼저 건강 상태를 점검하여 적절한 치료를 해야 한다. 하지만 그런 체계를 가진 의료 기관이 우리나라에 몇 군데나 있을까?

인구감소시대에 생명을 낳게 하고 심각한 가정의 고통으로부터 벗어나게 하는 불임에 대한 한의학의 접근과 연구의 필요성을 절감한다.

(5) 산재, 한방의료보험의 참여, 그저 이루어진 것이 아니다

【환자】 (남, 49세)

【내원 사유】

지난 09년 12월에 현장에서 우측 손의 훼손으로 손을 잃고서 손의 저림 및 불순한 기운 상태로 불편함을 호소하여 산재보험으로 치료차 지난 4월 1일 내원하였다.

- 산재의 한방의료보험 참여

90년대 후반으로 기억된다. 협회와 함께 청년한의사회는 구로한의원을 중심으로 산재 의료보험 전국 확대 실시를 위해서 노력하였다. 당시 산재는 한방의료기관에서 이루어지지 않았고 시범실시를 통해서 다소 까다로운 절차를 통해 진행되었다. 이후 전국에 확대 실시되면서 지금은 한방 병의원이라면 누구나 산재환자를 진료할 수 있게 되었다. 당시 전국화를 위한 확대 노력의 활동은 과거 86년경 전국한방의료보험 확대 실시를 위한 한의계의 다각적인 노력 - 당시 전학련의 수개월간 투쟁이 아니었으면 이루기 어려웠다. - 보다는 미흡한 수준이었지만, 협회와 청년한의사소속 한의사들의 정성된 노력이 아니었더라면 뒤로 미루어지고 소원해졌을 것이다.

우리 한의계는 특히 우리들의 합일되고 정성 어린 노력이 아니면 정부의 정책 입안이나 입법화에 어려움이 있는 약자임을 알 필요가 있고 협회를 중심으로 합일된 정책관철을 위해서 노력해야 함을 각인할 필요가 있다. 또한 지금 부족하나마 누리는 한의계의 의료보험 정책이 선배 한의사들 - 특히 협회관계자 - 의 힘든 노력의 결실이니 그저 얻어진 것이 없다. 그러함에도 불구하고 후배 한의사들이 협회에 대한 책임 있는 노력은 하나 없이 자신의 권익만 주장하는 일부 행동을 보면, 철부지 어린아이와 같아 보인다.

어제 없이 오늘이 없으며 오늘의 노력 없이 영광스러운 내일은 없다. 오늘 힘든 한의계를 바라보며 해야 할 중요한 의무감을 느낀다.

(6) 치료의 부작용: 아킬레스건염, 염증분해 시술 이후

【환자】 (여, 49세)

【내원 사유】

환자는 작년 대학병원에서 아킬레스건염으로 진단받은 이후 염증분해 시술을 받고서부터 통증이 더 심해진 상태이며, 절뚝거리기 시작하여 기상 시 고관절의 통증이 유지되고 있다며 내원하였다.

【진단 · 병인】

본원에서 2주간에 걸쳐 8회 내원하여 침 시술을 하며 살펴보니 체질은 소음인 수음 체질로 단지 시술의 부작용만이 아니라, 본래 가지고 있는 병증이 허손된 상태이며 심신이 불안정한 경우로 잘 회복되지 못하는 상황을 지니고 있었다.

- 치료의 부작용

드물지 않게 한방, 양방의 치료 부작용을 호소하는 경우를 본다. 첫째, 치료의 부적응 상태인데 원래 맞지 않는 치료를 무리하게 시행함으로써 발생한 경우가 있다. 둘째, 환자 심신 자체의 체질상 혹은 병증상 그 시술방법이나 치료법(약, 침 등)을 잘 받아들이지 못한 데서 발생하는 경우가 있다. 다시 말해서 치료 그 자체는 문제가 없는 것이지만, 환자의 생리특성상 그 치료법을 흡수, 소화해 내지 못한 경우이다. 셋째, 다른 원인에 의해서 발생한 것인데 치료의 부작용으로 오인하는 경우가 있다. 흔히 환자의 말만 믿으면 치료 자체의 부작용으로 여길 수 있으나 환자의 상태와 정황을 잘 살펴보면 의외로 치료 그 자체의 부작용이 아니라 환자의 생활 섭생이나 체질상 나타나는 증후를 치료부작용으로 잘못 생각하는 경우가 있다.

여기 환자는 경증의 부작용이지만 심각한 부작용(전신 난치성 염증 발생, 국소적인 장기 손상, 생명 잃음 등)이 나타나기도 한다. 한의학에서는 처치의 한계-천연 한약물 위주, 그 외 침 시술-로 말미암아 특이하거나 심한 부작용은 없는 편이다. 한약에 대한 간기능 수치 항진, 알레르기성 피부발진, 소화장애, 불면증 정도에 불과하지만 응급과 장기 수술을 요하는 중증환자를 쉽게 접하는 현대 양방의료계에서는 작은 실수나 오류가 큰 부작용을 낳을 수 있어 보인다. 의료에 열중하면서 환자의 건강을 위해서 노력하는 분들(의사)이 의료의 문제점을 논한 『병원이 병을 만든다』라는 책과 같은 내용을 접하면 무엇이라고 할까? 의료계에 대한 날카로운 비판은 우리가 배우는 의료체계가 보다 인류건강에 도움이 될 수 있도록 현재 미흡하고 부족한 점을 잘 알고 극복하는 데 도움이 될 수도 있을 것이라 본다. 우리 한의계는 한의계의 넓고 큰 발전을 위해서 양방의학계와 시민단체의 한의계에 대한 비판을 귀담아 잘 들어 볼 필요도 있다고 본다. 우리의 부분보다 국민 전체를 보고 정진하면 미래 한의계에도 큰 이익이 되리라 본다.

(7) 약물 남용, 말기 암증과 같은 증후

【환자】 (여, 69세)
【초진】 07년 12월
【내원 사유】
07년 12월 요각통으로 내원하여 3회 침 시술을 받았는데 당시 부원장이 진찰하고 치료하였다. 금일 내원하여 본인이 진찰하였다.

【증상】

전신이 불편하고 다리가 뜨거워서 잠을 자지 못한다고 한다. 또한 시리기도 한다.

【맥진 진단·병인】

우측 2지가 소실(消失)된 것으로 보아 비위(脾胃)의 병이 마지막 상태를 지났음을 의미하여 위중(危重)함을 볼 수 있다. 좌우 3지의 실증(實證) 상태에서 삽(澁)한 기운은 무엇 때문일까? 과거로부터 양약을 다용하여 신장의 병증이 완고함을 느낄 수 있다. 복진상에서도 위(胃)의 적취가 촉지되며 말기 암증 같은 완고한 병증의 진행과정으로 추정된다. 나을 수 없고 잘 관리하여 연명해야 하는 상태임을 말해 준다.

- 약물 오남용

과거 의약분업 이전에 농촌에서는 특히 약물의 오남용 현상이 심각하였던 것으로 보인다. 노동에 의한 통증 – 신경통과 관절염 – 등으로 약을 오남용하는 경우가 허다하였다. 이로 인해 피부의 변색과 탈색을 보였고 신경계, 혈액순환계의 손상이 커서 결국 사망에 이르는 경우도 보았다. 그런데 분업 이후에는 의사의 처방전발행으로 눈에 띄게 약물 오남용의 상태는 줄어들었다.

다만, 과연 의사의 처방이 합당하냐에는 논란의 대상이 될 수 있다. 예를 들어 노년의 고혈압, 당뇨환자에게 13가지의 양약 처방을 하여 상복하게 한 것은 정말 환자의 건강을 위해 필요한 약이며 도움이 되는지 알 길이 없다.

- 참고: 말기 암에 이르는 무증상

암의 증상이 말기에 이른다고 하여 증상, 증후가 반드시 나타나는 것은 아니다. 특히 환자의 자각적인 증후는 환자의 의식수준, 의지 정도, 심신의 에너지 상태에 따라 다르다. 말기 암 상태에서도 특별한 증상이나 증후가 없이 지내기도 한다. 대체로 증상을 못 느껴 말기에 이르러서야 진단되는 경우도 있다. 말기에 이르면 통증이나 저림 같은 불편함이 심각할 수 있는데 의지가 강한 분은 이러한 부분도 약하거나 심지어 없는 경우까지 있다.

그렇다고 하여 한방 진단상 말기에 이른 상황이 나타나지 않는 것은 아니다. 특히 무증상에서 진맥으로는 병증맥이 확연히 나타나고 증후가 분명해지는 것을 볼 수 있다. 대표적인 암 말기의 맥은 규삽(芤澁)맥으로 조직세포가 훼손되고 파괴되어 보이는 형상 그대로를 보여 준다. 대중적인 질환인 암에 대한 한의학의 연구와 접근이 광범위하고 체계적으로 이루어지길 바란다.

나는 이렇게 공부하였다

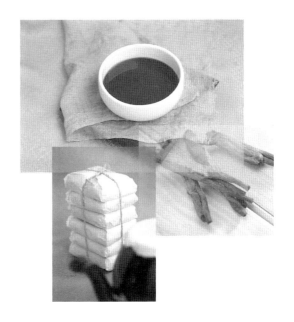

나의 공부과정을 소개하면서

 내가 공부한 내용을 소개한 것이 한편에서는 부끄러우면서도 소개
해야 할 일이라고 생각한다. 임상공부를 제안하면서 내가 공부한 내
용을 소개하는 것은 너무도 당연한 것이 아닌가 한다. 하지만 부끄러
운 것은 사실 난 공부를 많이 하고 광범위한 의서를 탐독하고 연구한
학자가 아니라는 것이다. 다만, 임상 의사로서 실사구시(實事求是)의
연구를 하였다고 할까. 또한 환자를 잘 살펴보고 환자를 연구하였다
고 할까. 한 환자, 환자를 나름대로 깊이 생각하고 임상 연구한 과정
이라고 보겠다. 이렇게 밝힐 수 있는 마음이 생긴 것은 나의 과정을
보면 우리 한의사라면 마음만 바로 세우면 어느 정도 수준의 의업을
할 수 있고, 어떤 수준에서 진단과 치료를 할 수 있는지를 한 사례로
써 보여 줄 수 있기 때문이다. 즉 나름대로 한 지역에서 성공(?)한 임
상가로서 희망과 성공의 가능성을 보여 주기 위함이다. 요즈음 흔히
멘토가 필요하다고 하나 그 멘토가 될 수는 없어도 동기부여와 좋은
자극이 되리라 보기 때문이다. 임상 연구를 통해서 얻어진 지금의 수

준은 어떤 의서 내용을 보더라도 대체로 그에 따른 해석과 주를 달 수 있고 수준의 정도와 진위 여부도 확인할 수 있겠다. 또한 어떠한 환자를 진찰하더라도 상황파악 – 원인, 병증, 치료법, 예후 등 – 을 가름할 수 있어 진료에 떳떳함과 자신감을 가지고 있다고 하겠다.

> 과거 05년도에 한의사 맥진 강의를 하던 중에 이런 질문을 받았다.
> "귀하같이 진단을 하려면 어떻게 공부하면 되겠습니까?"
> 그래서 참고삼아 저의 공부과정을 밝혀 두고자 한다.

> 무슨 일이 일어나기 위해선 – 모든 것이 자연스럽지만 –
> "열망(熱望)하지 않으면 안 된다."라는 구절을 새길 필요가 있다.
> 먼저 귀하가 의사로서 어떤 사람이 되고자 하는가?
> 허준, 이제마, 화타, 편작, ……

　적어도 돌아가신 분들의 역량과 마음의 깊이를 측정하기는 어렵기에 그런 사람이 되는 것이 어느 정도인지 가늠하기 어렵지만 우리가 성심으로 정진한다면, 지금시대에 살고 있는 분(예로 명의라 불리는 생존자)과 같은 수준에 도달할 수는 있으리라 본다. 정말 원한다면 그리될 수 있을 것이다.

　과거에는 판단판별의 기준이 명확하지 않아 그러하지 못했지만, 지금은 그 길과 방법이 어느 정도 명확하게 존재하기 때문이다. 그것은 아이러니하게 서구 과학(의학)의 발달 덕분이라면 과언이 아닐까?

　그런데 진정으로 그 길을 가고자 하는가? 실제는 어떻게 행동하는지를 스스로에게 물어보자.

　나는 이러했다. 친척 한 분이 사망하여 조의를 표하면서 나도 모르게 대성통곡을 하였다. 그것은 그분이 생존 시 암증을 앓았으나 양방

진단 이전에 암 진단을 하지 못하는 내가 부끄럽고 서러웠으며 나를 믿고 와 준 분에게 적절한 진단치료를 못 했던 한과 미안함이 컸기 때문이었다. 물론 그 양방진단도 뒤늦게 마지막에 이르러서야 진단되었지만. 어찌 되었던 난 암증을 진단하겠다고 결심하였고 그 이후 나름대로 암증(癌症)을 진단하게 되었고 부차적으로 환자의 몸과 마음, 의식의 상태를 진단할 수 있게 되었다. 돌아보건대 그전부터(아마 졸업 전후부터) 정말 원하였고 그 외에는 어떤 장애물도 생각하지 않았다. 반드시 해야 할 일이었다. 그리고 진단하는 것은 당연한 것이며, 진단할 수 있을 것이라는 믿음 또한 100%였다. 당시 진단하지 못한 것에 대해 어떤 동료가 "누가 (암을) 진단할 수 있겠느냐? 너무 상심하지 마라."라고 위로하였지만 그 말은 전혀 귀에 들어오지 않았다. 했어야 했고 해야 한다고 여겼다. 그 믿음대로 경험되었다.

만약, 의심과 불신으로 한의학과 어떤 부분을 접하면 그런 것만 눈에 들어올 것이다.

만약, 정말 마음 깊이 우러나서 훌륭한 의사가 되겠다고 맹세하면 그리될 수 있을 것이다.

부디 훌륭한 의사, 좋은 의사가 되어 세상의 짐을 같이 나누는 사람이 되길 빈다.

1. 대학시절의 공부

1) 한의예과 1, 2년

되돌아보면, 대학생활을 어떻게 해야 잘 보낼까 고민하면서 나름대로 성실하게 보냈지만 아쉬움과 후회도 남는다. 생각해 보면 대학에 대한 경험이 일천하였고 교수님이나 선배의 대학생활에 대한 배움과 지도를 제대로 수용하지 못한 것이 그 이유였다. 재수로 인한 피해의식으로 공부(책만 보는 것)에 집중했다. 대개 하루 8교시에 이르는 강의를 듣고 저녁식사를 하고 나서 특별한 일이 없으면 학교 도서관을 다녔고, 토, 일요일 그리고 중간 및 기말고사가 끝나는 그날 저녁에도 도서관을 갔었다. 특별히 할 일이 없었기 때문인데, 도서관에서 자주 보던 한방병리반의 졸업반 선배(지금 모 대학교수로 있는데 당시 한의사 고시준비 중이었다)는 그런 나를 보고 "지금 그럴 때가 아니다. 놀아야 할 때다."라고 할 정도였다.

80년대 중반 당시에는 수많은 책 가운데 가치를 살펴볼 눈도 없었고, 읽을 만한 책도 눈에 적었지만 무엇을 어떻게 해야 할지 몰라 학교수업 이후에는 도서관 위주로 생활을 했었다. 그런데 예과 2년 2학기 들어서서 당시 학생운동과 관련된 학습을 『민중과 지식인』(한완상, 지음)부터 시작하였다.

2) 한의학과 1, 2년

예과 2학년 2학기 이후 학생운동과 관련된 활동을 시작하였고, 사회과학의 학습 위주로 보내고 시간상 학과 자체 공부에 점점 소홀히 하게 되었다. 하지만 학문에 대한 열정은 다소 있어 한의학과 2년에 들어서서는 한의학에 집중하여, 한의학회를 활성화하고자 성심을 다했다. 각 학술동아리와 함께 연구 모임을 통해서 동양의학사 및 철학사 등 연구자료집을 몇 차례에 걸쳐서 발간하기도 했다. 그러던 중 학생회(흔히 운동권)의 부름(?)을 받고서 학생활동을 위해서 1년간 유급을 하게 되었다. 당시 1학년 때 아버님을 잃고 형님이 집안을 이끌어 갔는데, 어려운 살림에서 나를 믿고 허락을 해 주신 분들이 모친과 형제들이었다. 중간고사에 백지답장을 보고 크게 노하셨다는 교수님 등과 염려해 준 같은 반 동료분들에게 참으로 죄송하고 미안한 마음은 지금까지 이어진다. 당시에도 영 마음이 편하지 않았고 이로 인해 건강도 악화되었는데, 뒤늦게 깨달은 사실이지만, 믿음에 대한 상실감은 다른 사람들에게 깊은 상처가 될 수 있으며 그분들의 인생에서 하나의 희망가지가 사라지는 것과 같다. 당시 한의학회에 애정이 깊었지만 학생 활동의 동료에 대한 의리와 약속 그리고 무엇보다도 80년대 국가적으로 일어난 사회대변혁의 과정에서 시대 책무라는 인식 때문에 한의학회 활동을 끝까지 하지 못하고 말았다. 당시 학회활동에 참여한 한의대의 친구·후배들을 기억하며, 그들에게 감사한 마음과 끝까지 함께하지 못한 미안한 마음이 남아 있다. 당시 한국사회는 폭발적 전환기에 서 있었다. 대물결속에서 학생활동에 투신한 부분은 귀중한 경험으로 지금까지 영향을 주고 있다.

당시 학생활동에 전념한 것을 후회하지 않지만, 뒤에 생각해 보니, 내가 아니어도 그 민주학생회는 누군가 내 자리를 대신하고 움직이고 오늘날과 똑같이 우리 사회는 민주화의 변화가 일어났을 것이다.

하지만 한의학회는 그렇지 않았다. 자신이 정말 있어야 할 자리가 어디인지 아는 것이 중요하고 거기에 집중하는 것이 얼마나 중요한지 새삼 느낀다. 그리고 현재에도 내 자리가 어디인가, 어디에 있어야 인생에서 참된 일을 하고 살까를 반복적으로 생각한다.

3) 한의학과 3, 4년

1년간 휴학을 한 다음에는 한의학 공부에만 열중할 수 있었다. 복학한 이후 한의학과 3년으로 1년 후배들과 다니면서 당시 학생운동을 중지하고 학과 3, 4년 2년간 학과 공부에 열중하였다. 아마도 대학 시절 중에 가장 열심히 공부하던 시절이었다. 지금 돌아보면 80년대 대학생들은 민주화 시위가 너무 많아서 대학의 정규교육을 제대로 받지 못했다. 하지만 사회인식 – 역사인식 능력은 어느 시대 사람보다 높아졌으며 그 결과 현 경제발전과 민주화를 이루는 역할을 하였다고 본다. 흔히 말하는 386세대이다.

- 대학의 사회공부

한의예과 2년 늦가을 무렵에 책 『민중과 지식인』을 학습하고 그 이후 사회과학 학습과 학생활동에 가담하게 되었다. 매우 조심스러운 접근이었고 그 당시 학생들이 그러하듯 참여한 이후 몰입하다시피 하여 어느새 그 운동의 중심에 서 있었다. 다만, 한의학을 공부하고 있었기에 학생활동을 하면서도 마음 한 부분에서는 '이것이 아닌데' 하는 생각이 떠나지 않았다. 내가 가야 할 길은 아니라고 보았다. 그럼에도 불구하고 당시 상황은 생명 · 의학의 추구보다는 국가의 민주화라는 대변혁의 과정에서 대학생 및 지식인들의 사회참여라는 필연성이 지배했다. 학생운동의 공과가 있겠지만 현재 이마저 민주화된 상황을 만든 것은 당시 대학생들의 희생적인 노력이 뒷받침되었기 때문이다. 이는 소수가 아닌 전체 이성을 가진 당시 대학생들의 마음과 뜻, 노력이었고 이는 현대사에서 가장 큰 분수령이었다. 많은 희생과 노력으로 이 땅에 민주화를 이루어 낸 것이다. 역사가 바뀌었고 지금은 세계 10위권의 국가 경제력이 된 동력이 그 시기에 만들어졌다. 하지만 아직도 비논리적이고 불합리하며 비생산적인 이념논쟁과 부도덕한 관행과 관습은 경제 및 민주 선진국으로의 진입을 가로막고 있다.

저의 가문 분위기(독립 애국활동, 사회참여 등)와 더불어 학생운동의 참여로 중심에 있었기에 사회, 역사의 인식은 어느 정도 높아졌고 이후 지금까지 임상 한의학에서도 그 영향을 미치고 있다. 의학에서 오류와 한계를 발견하고 극복하고자 하는 열망도, 그리고 의학에서 사실과 진실에 대한 추구도 같은 맥락이라고 본다.

- 대학의 한의학 공부

정규 공부는 한의학과(본과) 1, 2학년 과정에서 소홀히 한 점이 있다. 그 외는 충실히 하였다. 한의예과 때 한방병리반의 활동과 1년 휴학하고 복학하면서 그 겨울방학 때 2개월 동안 『동의보감』 공부에 매진하였던 기억이 생생히 남아 있다. '대학공부에 충실하라'는 것은 임상을 하면서 절실히 느낀다. 지금은 누구나 충실하기 때문에 그럴 염려는 없지만 우리 시대는 학생활동을 떠나서 충실하지 않은 경우도 있었다. 일에 성공하기 위해서는 기본이 튼튼해야 하고 그 기본은 대학에서 배우는 것이다. 흔히 독특하고 획기적인 기법이 있는 비의료인이 정통 의학공부라는 바탕이 없기 때문에 기본 부분에서는 오류와 한계를 노출한다. 의료인도 그러할 수 있다. 기본을 다져야 한다. 또한 특정 공부 – 예로 형상의학, 복치의학, 사상체질 공부 – 를 잘하고자 하여도 마찬가지이다.

- 참고: 내가 대학생이 다시 된다면?

1) 물론 학생활동에도 참여할 것이다.

과거와 다른 시대이지만 어느 시대에서나 사회 활동참여는 필요하다. 다만, 당시와는 시대가 달라서 마음과 자세, 행동에서 분명한 차이가 있을 것이다. 세계 제일의 대학들은 사회의 지도자 양성으로, 공부만 잘하는 학생은 NO라 한다. 여러 다양한 활동의 경험과 그 자질을 보고 판단한다고 한다. 당연한 얘기겠지만, 대학은 사회의 지도자를 양성하는 곳이다. 특히 명문대라면 더욱 그러할 것이다.

한 나라를 올바르게 이끌기 위해서는 많은 인재가 요구된다. 사회의 리더로서 필요한 것은 단지 공부만 요구되는 것이 아니다. 의학을 바라보는 시각도 학문의 문자만 보는 사람과 사회활동에 참여하는 사람과는 차이가 있다. 예를 들면 생명공학의 유전자 조작과 존엄사 문제, 환경변화에 대한 대처방안에 대해서 견해의 차이가 클 것이다. 결국 같은 학교를 나와도 가는 길은 다를 수 있다.

또 어떤 이들은 의사는 사회의 지도층이 아니며 지도층이 되어서도 안 된다고 여길 수 있지만, 사회에 직접 참여 없이 큰사람, 큰 의사가 되기는 어렵다. 그리고 의사가 사회의 지도층이 되는 것은 의업 자체가 가지는 특성 때문으로 향후 미래사회에서도 변함이 없을 것이다. 생명을 다루는 학문, 사람의 심신을 직접 다루는 학문은 귀할 수밖에 없고 이를 존중하지 않을 수 없기 때문이다. 또한 사회활동에서 책임과 역할을 높이지 않고서는 역사와 문화, 인류사의 시각에서 높은 자각과 각성을 갖기 어렵다. 낮은 수준의 사회활동은 그 수준의 낮은 문화, 낮은 수준의 인류 시각을 갖게 만든다. 경험이 인식을 한정 지을 수도 있다. 마치 중병을 진단 치료해 보지 않으면 그런 환자를 보기에 두려워하거나 병이 무엇인지 정확히 모르는 것과 같다. 사람의 질병이 사회 속에서 발현된다고 할 때, 그 사회를 얼마나 깊이 이해하는가에 따라서 그 사회에 속한 사람의 질병 이해에도 도움이 된다. 흔히 과거 학생활동가 출신들이 임상에서 성공한다는 것은 실제이다. 개인만 위해서 노력한 세대들은 결국 개인 이기주의에 매몰되기 쉽고, 기성세대가 되어 사회적 활동과 역할을 제대로 행하지 못하는 경우도 흔하다. 교양과 교육을 제대로 받지 못하여 왔기 때문이다. 사랑을 받아 본 사람이 사랑을 줄 줄도 안다는 것처럼, 인류와 인간에 대한 사랑의 영역, 사랑의 힘을 키워야 한다.

지금도 마찬가지이지만 어떤 모임활동에 성실히 혹은 열심히 참여하지 않는 사람이 다른 사회의 모임에서 성실히 활동하거나 이어 간다는 것은 어려운 일이다. 여러분에게 이런 비판적 말, 제약을 주는 말을 하니 한편에서는 미안한 마음이 든다. 하지만, 현실은 그렇다. 20대의 청년 학생 때 없던 측은지심의 마음이 졸업 이후 사회현실에서 갑자기 생기기는 어렵다. 대학 시절 열리고 자유로운 공간에서 깨닫지 못한 것을 기성세대가 되어 제약 속의 사회생활에서 의식이 더

확장되어 나가고 깨닫기는 더욱 어렵다.

2) 또한 수업에 충실한 것도 마찬가지일 것이다.

물론 비판보다는 도움을 주고자 하며, 나서기보다는 양보하고자
할 것이다. 나는 대학시절 교수를 비판한 적은 기억나지 않는다. 그런
말을 혹시 했을지도 모르지만 나는 군사부일체(君師父一體)라는 유교
교육을 받고 자라서 그러한지, 교수비판의 그런 마음과 말은 학생의
본분으로서 좋지 않은 행동으로 보였다. 물론 지금도 그러하다. 수업
에 성실할 때 다른 부분에서도 성실할 수 있다고 본다. 가장 중요한
일에 불성실하다면 다른 일에 어떻게 성실할 수 있겠는가?

3) 내가 대학생이라면

(1) 『내경』, 『경악전서』, 『동의보감』, 『의학입문』을 독파할 것이다.
(2) 교수(혹은 선생)를 찾아 공부의 방향과 그 학습 정도(수준)를 매
학기마다 체크받겠다.
(3) 충분한 경험을 하겠다.
 - 여행, 독서, 문화 공간 참여, 학생활동 및 사회 곳곳의 현장참여
를 하겠다.
(4) 명상 및 심신수련을 하겠다.
(5) 튼튼한 육체를 만들기 위해서 운동을 하겠다.
(6) 후회 없는 사랑을 하겠다.
(7) 본초 채집에 꾸준히 참여하겠다.

(8) 학생회 및 동아리 활동에 참여하겠다.

(9) 영어회화를 공부하여 능통하겠다.

(10) 동아리 학술연구반에서 논문작성법을 터득하겠다.

(11) 친구, 선후배, 교수 어떤 사람이든 어떤 비판도 어떤 피해도 주지 않도록 노력하겠다. 만약 그런 경험이 있다면 늦게라도 사과하겠다.

(12) 친구와 선후배의 좋은 관계를 유지하기 위해 노력하고 마음 가는 사람들을 놓치지 않겠다(나는 학생활동의 과정에서 적지 않은 친구와 선후배를 놓쳤다). 이 모두가 대학 때 가능할 수 있다.

난 당시 철학, 역사, 문학뿐만 아니라 여러 잡서 - 기억나는 예로 본 2년 여름 방학 2개월 동안 문밖출입을 하지 않고 하루 종일 책만 보아 50권(그중 소설책이 약 20권)을 읽은 적도 있는데 그 가운데는 질적(質的)인 양서는 많지 않았다. 독서에서도 허실이 있었는데 그것을 지도해 줄 선배가 없었거나 그런 선배를 찾아뵙지 못했다. 정작 생명(生命)에 대한 공부는 졸업 이후 이루어졌다. 대학시절 사회참여와 연구와 고민을 통해서 현실 사회에 대해서 잘 안다고 생각했지만, 졸업 이후 느낀 사실은 대학시절의 수많은 독서와 학생활동에서 얻었던 지식과 지혜는 개원 이후 1개월 동안 얻어지는 현실의 사회체험보다 못했다는 사실이다. 우리나라 경제사회의 현실 경험은 간접 경험으로는 비교되지 않는다. 의학공부 또한 마찬가지로 학문적인 연구성과는 한계가 명확하다. 임상적인 경험과 연구실천, 실제가 중요하다.

2. 사상의학의 공부와 연구

1) 대학시절 사상의학 공부

대학시절 사상의학은 특별한 의미를 두지 못했다. 그저 이런 것도 있구나 하는 정도였다. 이는 80년대까지 당시 사상의학은 대학 내에서 그렇게 중요시되지 않았고 국민 및 한의사의 인식 또한 그러하였기 때문이다. 대중의식의 힘과 공통점에서 나 또한 그에 벗어나지 않았다.

2) 92년 졸업 이후 95년까지

(1) 박재수, 지정옥 대학선배(현, 김포 무의도 한방병원장, 김포 공항한의원장)

졸업 이후 서울 두 선배의 한의원에서 몇 개월 동안 부원장으로 있으면서 당시 일심사상의학회의 일원인 두 분으로부터 임상 사상을 처음 접했다. 그리고 개원 이후 몇 년간 지 선배를 찾아 지도를 받았다.

그전에 황인태 선배(강남 다솜한의원) 밑에 있으면서 "사상의학은 차원이 다르다(?)"(좋은 의미로)는 견해와 그 선배의 행동과 인품의 훌륭함을 마음 깊이 간직하고 있다. 그분의 저서는 『하늘, 땅 그리고 우리들(생활 속의 침이야기)』(중원문화) 등이 있다.

지정옥 선배는 지금도 서울에서 내원하는 (중)환자를 간혹 의뢰하는 곳으로 믿고 있다. 과거, 저의 친척분을 췌장암 말기 추정 상태에서 완치시키는 데 주치의였다. 그분의 저서로는 『보약보다 기공이다』,

『한의학 에세이』(동녘)가 있다.

(2) 우천 박인상 선생님 강의

대를 이어 사상의학을 중심에 두고 진료하신 사상의학의 대가 우천 박인상 선생님의 강의를 92년 11월부터 대전 동일한의원으로 매월 셋째 주 일요일에 듣게 되었다. 이의 주체는 <의철학연구소>였는데 94년 11월 무렵까지 2년간 대전에서 이루어졌고 그 이후 서울에서 갖게 되었는데 서울로는 두세 번 가고 가지 못했다. 사상의학 처방의 이해와 임상응용이 받침이 되었고 무엇보다 학문에 대한 열정과 순수함은 젊은 나의 귀감이 되었다. 그의 자리를 마련하고 동의학연구소(전 의철학연구소)를 운영하는 분은 우천 선생님의 자녀분인 박석준(서울 동일한의원장) 님으로 학문에 대한 깊은 열정을 오랫동안 느낄 수 있었다(책『몸: 머리는 하늘 발은 땅』(소나무) 참조). 이런 경험으로 개원 이후 임상에서 97년 기측정이 이루어지기 이전까지 사상처방을 위주로 하며 후세방도 같이 사용하게 되었다.

우천 선생님의 창작 처방 중 탁월한 몇 가지 처방을 지금까지 애용하고 있다. 예를 들면 경험청심탕, 가감군자탕, 가미향소산 등인데 기존 사상처방에는 없는 명방이라고 본다(책『동의사상요결』(박인상, 소나무) 참조).

3) 95년 이후 의료기공(우리 양생법협회) 수련과 8체질침맥의 시작

무의도 의료기공을 접하게 된 동기는 지인들이 참여한 집단 분위기와 함께 한의사로서 기(氣)의 세계를 조금은 체험하고자 하는 마음에서였다. 또한 태극기공을 통해서 기감체득을 하여 수련을 시작하는 데 어려움이 없었다. 기공은 93년경 태극기공회(민정암 선생: 이후 민족사관고등학교 교육 담당)의 광주 강연회에 참석하여 기(氣)를 느끼는 첫 경험(물론 그 이전에 수많은 일상 경험이 늘 있어 왔지만 그것이 기(氣)라고 정의, 이해되지 못했고 당시 접한 특별한 경험이라서 이를 처음이라고 논함)을 통해서이다. 이후 태극기공을 익혔던 것이 인연이 되었다(민정암 선생님의 책『태극권』,『기공』,『우리는 명상으로 공부한다』등 참조). 대학시절에도 중국에서 오신 의료기공사의 기공수련도 있었고 재학생 가운데 국선도 등 심신수련을 하기도 했지만 당시에는 특이하게 여겼고 별다른 관심을 가지지 않았다. 당시 그것이 나에게 필요한 것은 아니었기 때문이라 본다.

95년경 시작한 무의도 수련과 함께 8체질침과 맥진법이 배철환 님을 통해서 KOMA를 통해 공개되어 이를 익히게 되었는데, 체질맥진과 우리양생법협회 수련에서도 지정옥 선배의 도움을 받았다(지 선배의 책『보약보다 기공이다』참조).

무의도 기공수련을 하면서 환자를 보는 데 보다 예민해지기 시작했고 정밀해지기 시작하였다. 맥진(脈診)은 체질맥을 익히는 데 정신을 다 써서 그동안 익힌 3부 9후맥 성과가 사라지는 듯한 경험이 있었지만 어쩔 수 없다고 여겼다. 맥진은 92년 개원 이후 지속적으로 환자의 진맥을 통해서 해 왔다. 이후 침은 8체질침을 위주로 하게 되어 갔으며, 해가 갈수록 약처방(藥處方)을 사상처방 위주로 하게 되었다.

4) 98년 기체득(氣體得) 이후 기측정을 통한 사상체질 진단을 시작

- 참고: 여기서 기(氣)란 한정된 경험이고 현재도 그러하다. 그러므로 제한적 의미인데, 사람의 몸(내장(內臟)—뇌 및 오장육부—, 피부, 근골)에서 발생하는 에너지 중 하나로 정기(正氣)와 병사(病邪)의 한 부분으로 알아 두기 바란다.

우리 양생법 수련은 인생과 한의학, 생명을 다른 시각과 관점을 통해서 보게 되고 여러 가지 현상을 알려 주는 계기가 되었다. 또한 경전(經典)을 탐독한 것도 인연(因緣)이 되었고, 단식수행도 좋은 경험으로 이 모두가 상승적인 경험으로 나타났다. 그리하여 환자의 병사(病邪)와 정기(正氣)를 분별하고 감지할 수 있게 되었다. 물론 이후에는 대부분 몸을 통한 동자추(팬둘림)를 통해서이다. 이때 발표된 논문이 『동자추를 이용한 체질진단』(98년 광주전남 한의사 보수교육)이며 이후 암의 진단 가능성도 어느 정도 할 수 있게 되어 『동자추를 이용한 암환자의 진찰』(99년 상동) 논고도 발표하였다.

기운을 감지하는 기감(氣感)을 통해서 사상의학 처방과 8체질침맥의 유효성을 점검하게 되면서 보다 사상처방과 체질침에 빠져들었다. 이때 얻어진 성과는 다음과 같다.

① 기측정상 사람은 사상 및 8체질로 분류될 수 있다.

② 기측정상 사상처방은 단계별로 혹은 병증별로 이루어져 있다.

③ 기측정상 체질침법은 병증의 깊이에 따른 단계별 처방으로 구성되어 있다.

④ 기측정상 사상처방과 체질침은 완벽에 가까울 만큼 병사(病邪)

를 치유할 수 있는 탁월한 기(氣)를 보여 준다.

이러한 경험을 통해서 이후부터 사상처방의 운영이 거의 100% 가까이 이루어졌고 체질침도 그리되었다.

지금 생각하면 의도(意圖)가 있으면 그런 일이 경험되고 창조되는 듯하다(흔히 말하는 믿는 대로 경험된다. 아봐타의 가르침이기도 하다). 무엇을 목표로 하는가와 더불어 어떤 의도를 가지고 있느냐는 중요한 문제이다. 그것은 과정과 결과로 증명된다. 학문으로 뜻을 이루려는 사람은 "하늘은 스스로 돕는 자를 돕는다."라는 구절을 잘 음미해 보길 바란다.

5) 03년도 『암환자의 임상사례집』 발간 작업과 건강단계의 발견

97년경부터 02년도까지 내원한 암환자를 중심으로 임상사례집을 정리하였다. 기측정 및 맥진을 통해서 암을 어느 정도 진단할 수 있고 일정한 치료성과를 나타낼 수 있음을 보여 주기 위해서 그리하였다. 그런데 이를 정리하면서 얻어진 성과로는 사상처방(특히 소음인)이 단계별로 이루어져 있으며, 사람의 건강레벨이 8단계, 혹은 10단계로 나누어질 수 있음을 알게 되었다. 사람의 건강단계는 최상의 건강 상태가 있으며, 일반적인 건강 상태, 반건강 상태가 있고 그 이하로 병증의 상태인 경증(輕症), 중등도(中等度), 중증(重症), 위중(危重), 위독(危篤)의 상태가 존재한다. 뒤늦게 08년도에 이르러서야 이제마 선생의 저서 『동의수세보원 사상초본권』에서는 장부(臟腑)의 건강 상태로 보아 건강레벨을 <명맥실수(命脈實數)>라고 표현하고 그 단계를 8가지로 나누어 분류하였음을 알게 되었다. 신선(神仙), 청낭(淸朗), 쾌경(快輕), 강령(康寧), 외감(外感), 내상(內傷), 뇌옥(牢獄), 위경(危傾)인데 이러한 동무의 내용을 살펴보면, 저자와 생각하는 바가 대부분 일치하여 새삼 놀라웠다. 동무의 업적은 단지 체질을 발견하고 그에 따른 사상인의 체질병리와 약리, 처방을 발견하는 등 창작한 것만이 아니라 사람의 건강수준을 '명맥실수'라는 용어를 사용하고 이와 같이 건강수준을 분류하였다. 동무의 초본권을 보고서 이를 동무의 분류와 같이 8단계이지만, 이 중 경중을 두 분류로 나누고 사망을 끝으로 하면 1에서 10의 사망에 이르기까지 건강 상태를 10단계로 분류할 수 있다.

6) 05년도 임상맥진강좌와 『임상맥진강좌입문』 출판

기측정과 맥진을 통한 임상 누적에 의해서 임상경험이 풍부해지자 이를 발표하고자 04년 및 05년에 서울, 대전, 광주에서 강의를 열어 발표하였다. 체질진단 및 병증, 암증의 진단 상태를 공개한 것이다. 그리고 05년도 광주에서 맥진강좌를 열어 14명이 1년간 공부를 하였다. 이러한 성과를 모아서 07년도 『임상맥진강좌입문』을 출판하였다.

7) 『동의수세보원』의 해설

진단에 대해 다소 명확해지고 분명해지자 『동의수세보원』의 이해가 그 이전과 다르게 깊어졌고, 임상 경험의 누적은 이를 풍부하게 하였다. 이에 05년도 1차 해설을 하였고 07년도 재차 해설을 하여 본

카페(cafe.daum.net/newdoctor1: 희망의 한의학)에 기술하여 올려놓았다.

8) 한국한의학연구원의 사상체질진단 객관화 사업에 참여

07년 말 병원을 개원하면서 '한국한의학연구원'의 주체로 진행 중인 사상체질진단 객관화 사업에 지원하여 참여하게 되었다. 아직까지 대중적으로 체질진단의 객관성, 과학성이 입증되지 못한 면이 있어 이를 해결하고자 하는 사업은 향후 사상의학의 발전을 가름하는 시금석이 될 것으로 보인다.

정리하자면 나의 사상의학 연구는 사상의 책에 나온 학문 그 자체보다 존재하는 임상(臨床)의 현실 경험을 토대로 이루어졌다. 사실 사상의 책은 매우 중요하고 핵심적이며 함축된 내용으로 기술되었지만 다양성과 현시대의 임상에 부합하는 현실성은 어쩔 수 없이 존재하지 않기에 현실에서 내용을 채워야 하는 과제가 우리에게 있다. 기측정 및 맥진을 위주로 한 체질 및 병증 진단에 근거하여 이루어졌으며, 임상에서 구체적으로 실증적인 경험 누적에 의해서 형성된 학문적인 성과는 다음과 같다. 나름대로 사상진단과 치료를 하게 되었고 사상체질과 8체질의 관계를 파악하였으며 체질맥진과 3부 9후맥진의 유기적인 결합상황을 설명할 수 있겠다.

3. 건강학, 장수학 연구

건강장수는 대학시절부터 나의 주된 관심사였다. 당연히 의사로서의 본분이겠지만 실제 세분화, 전문화된 현 의료현실에서 건강장수를 연구하는 의학자는 많지 않다. 장수학연구소 또한 전무(全無)하다시피 한 실정이다. 오늘날 의학이 장수보다 질병 치료에만 열중하고, 보건 예방도 장수보다 '질병'에 초점을 맞춘 예방에만 치중하여 정작 건강 장수학에 관한 논의는 의학자 밖에서 이루어지는 형편이다. 예를 들면 최근 들어 TV의 '생로병사의 비밀'에서 다루는 건강학 내용이 오히려 국가보건체계보다 더 큰 비중을 차지하다시피 한 실정이다.

대학시절부터 자연스럽게 가졌던 건강학, 장수학의 관심은 한의학 자체가 가지는 예방적인 의미, 장수학적인 가치를 포함하여 보다 건강하려는 나 자신의 노력과 관심 때문이었다. 나 자신이 어려서부터 병약(病弱)하였고 아버님이 지병으로 고생하시다 대학 1학년 때 돌아가셨는데 오랜 병고과정에서 의학적인 치료 한계를 느끼었다. 이런 상황에서 무의식중에 건강학, 장수학에 초점이 맞춰져 지금까지 지속되어 왔다. 대학시절 보았던 책으로 북한장수학연구소(아마 지금은 폐쇄된 것으로 보임)의 『장수학』을 비롯하여 『내경』의 사기조신대론편(四氣調神大論篇) 등과 『의학입문』 등을 기본으로 여러 장수 관련 책을 살폈고, 자연건강법(요즈음 보완대체요법이라 불림)에 관심을 두었다.

졸업 이후에 임상으로 이어져 치료적인 관점 이외 생활건강법 및 섭생법으로 니시요법과 민족생활요법(88~00년), 무의도 심신수련(95~00년), 뉴스타트 요법(92~98년), 쾌요법(04~06년) 등을 익히고 살펴보았다.

되돌아보니 건강 장수학을 중심에 두고 공부한 것이 다음의 관점을 가지게 되었다.

(1) 의학의 허실을 보는 눈을 가짐

오늘날 의학이 질병 치료에만 초점을 맞추다 보니, 환자의 전체 건강 상태와 장기적인 생명유지와 장수할 수 있는 생명력을 보존 강화하는 데 소홀히 하거나 혹은 오히려 이를 해치는 결과를 낳는 경우를 간혹 볼 수 있다. 즉 병이 치료되는 데 도움이 될지언정 전체 건강성은 더 악화되거나, 혹은 병도 치료되지 못하고 지속화시키며 건강을 해치는 경우도 있다. 가슴 아프지만, 의학에서 건강장수의 관점을 유지하는 가운데 이러한 피해 상황을 구체적으로 살펴볼 수 있는 눈을 가지게 되었다.

(2) 건강장수에 도움이 되는 치료를 유지

항상 건강장수를 기본에 두기 때문에 일반 치료와 상담, 조언에 있어서도 건강장수를 위해서 도움이 될 수 있도록 틀을 형성하게 되었다. 즉 치료가 단지 질병, 병증의 치료가 아닌 생명력을 도와 건강을 회복하도록 하며, 장수에도 직간접적인 도움이 될 수 있도록 한다. 과거 의성들이 자신이 치료 못 할 환자라면 치료로 해를 입히지 않도록 하고 더하지 않도록 하라는 기본 틀을 유지하게 되었다.

(3) 건강단계의 발견

건강장수의 관점은 결국 사상체질과 변증의 기측정 및 맥진 진단 과정에서 '건강단계'의 발견을 이루는 데 직간접적인 영향을 미쳤다고 보겠다.

(4) 임신 이전 태교의 중요성 체득

생명의 과정에서 타고난 바가 일생을 좌우할 만큼 큰 영향을 미치는 것은 대학시절부터 태교에 대한 관심으로 그리고 95년경 태교신기의 연구로부터 시작하여 07년도에 본인 스스로『태교신기』의 해설서를 출판까지 하게 되었다. 수만 명의 진찰과정에서 늘 확인되는 상황으로 임신 이전의 태교는 그 무엇보다 중요하다는 것을 해가 갈수록 더욱 깊이 깨닫게 되었고, 어린시기 불건강한 상태에서 건강회복은 평생 질병과 생명수의 장단을 좌우하는 계기가 될 수 있음을 느낀다.

(5) 선천과 후천의 생명력을 파악할 수 있게 됨

사람의 건강 상태를 좌우하는 생명력은 원기(元氣)로서 부모로부터 받은 선천지기와 태어난 이후 생활조건과 생활습관, 주변 상황에서 얻어지는(가지게 되는) 후천지기로 분류될 수 있으며 좌우 척맥(尺脈)을 중심으로 강침안시(沈按時)에 그 근력의 강건성 유무로 측정 및 파악이 가능할 수 있다.

4. 사회참여와 연구

대학생시절 다소 신중하고 성실하게 지낸 편으로 사회참여에는 소극적인 의식을 가지지 않았나 하며 되돌아 평가해 보니, 오히려 매우 적극적인 사회참여와 관심을 가지고 있었다. 대학 3년차부터 민주학생회 활동을 2년간 성실히 하였고, 한의학회 및 민주학생회활동에서 공해추방운동협의회(약칭 '공추련': 환경운동연합의 전신)와 노동과 건강회, 서울대 의료연구회 등 서울에 있던 시민사회 및 학생단체를 직접 방문하여 조사하였던 경험과 본과 3, 4년 때 의료봉사동아리(건보련) 활동을 하였다.

졸업 이후 개원하여 시작된 한의사협회 활동과 청년한의사회, 민족생활의학회 모임을 시작으로 하여 격주로 이루어졌던 하남사회복지회관의 노인회관 진료, 그 외 몇 년간 환경운동연합 참여 그리고 광산보건의료인모임, 참여자치 21, 최근에는 광주시민센터의 의료분과 모임, 광주외국인노동자진료소 등의 활동 혹은 지원을 해 오고 있다.

1) 사회에 대한 인식

우리가 사회에서 벗어나 단 한시도 살 수 없고, 사회에 살고 있으며 사회 활동을 잘하고자 교육을 받아 온 것이다. 질병은 어떤 면에서 보면, 사회 활동 과정에서 원만하게 이루지 못하여 불협화음의 여파로 발생하는 경우가 많다. 예를 들면 심신장애로부터 스트레스, 칠정상으로 인한 동통 및 수많은 성인병과 사회상으로 환경오염이나 분쟁, 테러, 전쟁에 이르기까지 아주 개인적인 문제로 치부될 수 있는 건강상 문제도 살펴보면 사회 환경의 여건과 직간접적인 연관을 갖는다. 간단히 보면 북한 사람과 남한 사람의 서로 다른 건강성과 질병의 양상은 사회를 구성하는 토대가 절대적인 영향을 미친다. 3세계 국가인 중남미나 아프리카 등의 질병양상과 건강성이 북유럽의 상황과는 확연한 차이를 두는데 이는 개인의 건강을 위한 노력과 품성, 의료 처치가 아니라, 그 개인이 속한 사회조직(국가)의 상황에 의해서 좌우되는 것으로 그대로 반영하여 보여 준다.

다시 말해서 우리 의료인은 환자 개인을 살펴보지만 그 환자는 현재의 사회 현실 속에서 나타나는 병증을 그대로 보여 주고 있다. 즉 개인의 양생과 치료는 필요하지만, 개인의 질병의 발생과 건강성은 개인 그 자체보다 그가 속한 사회 환경이 절대적인 영향을 미친다.

2) 사회 인식과 헌신의 필요성

환자의 질병과 상태를 파악하여 그 국소적인 물질세포 부분에만 매몰되어 본다면, 병명과 병증은 볼 수 있겠지만, 어떻게 하여 그러한 병이 발생되었으며 진행되어 왔고 향후 어떻게 될지를 잘 모를 수 있다. 흔히 실험실의 결과와 현실의 세계가 다른 것처럼, 의서에 나온 병명과 병증대로만 보고 교과서적인 처치를 할 경우 어긋나는 결과가 허다할 것이다. 예를 들어 만성적인 위염, 역류성 식도염(매핵기)을 앓은 20대에게 처치한 처방은 약이 전부이거나 조금 낫다고 하면 식생활요법을 지도하는 선에서 마무리될 것이다. 하지만 이는 한 부분의 처치일 뿐이다. 평소 식생활이 불규칙하다면 이를 유발하는 상황을 찾아 개선하도록 도와야 하고, 근본원인이 될 수 있는 병인(예로 울화병) 발생 상태를 점검받아야 할 것이다. 즉 위염이 부부갈등이나 직장 내에서의 갈등 혹은 오래된 말 못 할 상처로부터 비롯된 증후일 수 있다. 표면(表面)적인 증후는 위염, 식도염이지만 이면(裏面)에선 보다 깊은 다른 상처와 병증이 도사릴 수 있다. 의사가 도움을 준다고 하여 환자가 부부갈등이나 과거 상처를 완전히 해결할 수는 없을지 모르지만, 병인을 자각하거나 인지하는 것만으로도 감소될 수 있고, 묻어 둔다고 하여 해결되지 않음을 자각하여 해결하는 시발점이 될 수 있다.

또한 적지 않게 환자는 자신이 호소하거나 혹은 타 병원에서 진단된 병명이나 병증보다 깊거나 다른 병증을 앓고 있는 경우가 있다. 예로, 한 60대 부인은 우측 척맥에서 부모로부터 받은 선천적인 부실한 에너지 상태를 보인다. 그 원인이 무엇일까? 되돌아보니 결혼 이전 부모가 상을 당하여 어려서 효도하지 못한 한(恨)이 70세가 가까워도 마음 한편에 깊이 간직되어 가슴 맺힌 울음으로 토해 낸 경우도 있었다. 또 부인들 가운데는 남편의 부적절한 이성관계로 말미암아 상처받아 병든 경우를 드물지 않게 볼 수 있다. 하지만 이는 질병 표면의 모습에 나타나지 않은 상황이라서 진맥을 통해 환자의 심신 상태를 깊이 살펴볼 수 있어야 묻어 둔 마음을 밖으로 털어놓아 문제 해결의 실마리를 찾을 수 있다.

- 우리 사회의 어두운 현실

공무원과 교사가 왜 스트레스를 받아야 할까? 왜 의사들도 스트레스를 받아야 할까? 공적인 일을 함에도 불구하고 원하지 않게 부적절하고 부당한 일과 상황이 이루어지기 때문일 것이다. 그럼 흔히 부당하거나 부적절한 일은 왜 발생할까? 오랫동안 바른길을 간 사람들이 희생을 당하였고 우리 사회가 제대로 평가를 해 주지 못해 왔기 때문이다. 애국과 애민, 원리와 원칙, 법에 따라서가 아니라 편법과 인맥, 권력에 의해서 좌우되어 왔기 때문이다. 그래서 그렇지 않으면 사회 자체가 돌아가지 않는 현실이 되어 버렸다.

결혼 이후 공무원 급여만으로 아파트를 마련하고 자녀교육을 할 때, 부부 맞벌이를 하더라도 힘든 현실이 우리 사회이다. 그럼 어떻게 해야 집을 마련하고 자녀교육을 제대로 시킬 수 있을까? 시장이나 국회의원의 입장에서는 선정으로 보여 주기 위해서 억지로 해야 할 행사와 공사도 적지 않다. 인조하천의 청계천 모습처럼 보여 주기 위한 행정이 우리 주변에 많다. 민주라고 하지만 그렇지 않고 대중주의에 의해서 휩쓸리는 현상은 우리가 극복해야 할 모습이다. 예를 들면 천안함 침몰로 48명의 희생자가 생겼다. 그에 대한 국민적, 정부당국의 관심은 지나칠 만큼 지대하지만, 침몰한 천안함 수색작업에 나섰다가 침몰 실종된 금양함 선원들에 대해서는 거의 무관심 그 자체이다. 이러한 극단적인 양면성은 우리의 모습이다. 겉모양과 겉 내용을 중시하는 형식주의, 대중주의를 보여 준다. 실제 내용을 살펴보고 그에 합당한 절차에 따라 일을 이루기보다는 우선 나, 내가 속한 조직을 내세운다. 나라와 민족은 말뿐이고 실제는 나라와 민족의 이익에 반하는 행위도 한다.

바르지 않은 사람들이 정의를 얘기함으로써 정의는 흩어지고 혼돈 상태에 빠져 버린다. 오늘 우리의 모습이다. 바른 미래를 위해서는 지금 뜻있는 사람들은 숨을 죽이고 내공, 내력, 힘을 길러야 한다.

5. 환자의 연구

개원 이후 환자를 보면서 살았다. 환자와 가정이 인생의 전부라고 해도 과언이 아니다. 환자를 살펴보면서 세상과 사회를 알게 되었고 어떻게 인생을 살아가야 할지를 알게 되었다. 인과응보(因果應報), 사필귀정(事必歸正)이라는 말이 저절로 새겨진다. 세상에는 공것이 없으며, 질병의 발생과 진행과정, 치유에서도 마찬가지로 필연적인 상황과 조건에 의해서 이루어지는 것을 본다. 이는 어떤 질병에서도 마찬가지이다. 의사가 모를 수도 있지만, 상세불명은 없다. 오늘 첨단과학의 시대에서도 많은 질병의 그 실질적인 원인과 과정은 아직도 불투명한 경우가 있다. 그렇지만 밖으로 나타내기 어려워서 그러한지, 의학적인 연구와 발전이 미흡하여 그러한지 알 수 없다. 현실은 어떤 경우라고 하여도 우연은 존재하지 않으며, 특히 내과적인 경우라면 필연적인 상황과 상태가 있는 연유에 질병이 발생하고 또한 유지 및 진행, 악화의 과정에서도 관여하는 것으로 여겨진다.

　의사로서 당연한 일이지만, 환자를 관찰하는 행운을 얻음으로써, 모두 인식하는 것은 아니지만, 질병의 발생 원인과 양상, 진행, 악화, 사망에 이르는 길을 알게 되었으며, 병인과 병색, 병증, 병변을 자세히 이해하고 인식하게 되었다. 병인, 병색, 병변이 의서 속에 있지 아니하며 환자 그 자체에 존재하는 상태를 봄으로써 있는 그대로를 인식하는 데 큰 힘이 되었다. 예로 같은 소음인 체질이라고 하여도 여러 부류가 있으며 같은 고혈압환자라고 하여도 여러 상황의 상태가 존재한다. '소음인', '고혈압' 그것만으로 환자 자체를 다 이해할 수 없고 해석될 수도 없다. 약증으로 천궁계지탕 환자도 마찬가지로 다양한 상황과 조건이 있다. 각기 다른 모습으로 존재하는 환자, 병증은 있는 그대로 그 자체일 뿐이다.

　92년 개원 이후 환자를 보면서 하나하나 잘 살펴볼 때, 의서에 나온 어떤 병증으로 이를 해석해야 하고 어떤 약증으로 보아야 하나 생각하기도 했다. 즉 어떤 틀 속에서 환자를 조절할 수 있다는 측면에서 매우 유익한 것이다. 하지만 병증과 병명을 같은 틀 속에서 볼 때,

환자는 존재하지 않고 병증과 병명만 존재한다. 전체적으로 보면 온전히 있는 그 자체로 존재하는 환자인데, 국소적이고 좁은 범위를 나타내는 병증과 병명으로는 온전히 알 수 없고 해석할 수 없게 된다. 결국 치유에 있어 한계를 나타내고 만다. 배움의 시작은 교육과 의서를 통해서 이루어지겠지만, 환자를 통해서 완성된다고 하겠다. 의서의 내용이 광범위하고 깊어 병명과 변증만 본다면 의서로서는 충분하겠지만, 어떤 한 환자의 경우라도 의서 내에서 해결될 수 없음을 안다. 한 환자의 상태를 단지 한 단어의 병명과 변증으로 논할 수 없는 부분이 있다.

특히 전통한의학은 망문문절이라는 직접적인 환자 관찰을 통해서 진단이 이루어져 왔고 오늘날 첨단과학시대에서도 마찬가지로 이를 기본으로 하여 존재한다. 만약 현대의 이화학적인 검사에 의존할 경우 병명을 구할 뿐 환자를 보지 못하는 한계에 노출되는 상황이 발생할 것이다.

오늘(10년 4월 26일) 한 아이를 소개한 분이 내원하여 그 아이의 소견을 묻는다. 그 아이는 파행(跛行)으로 여기저기 병원을 들러서 본원에 내원하여 진찰해 보니 뇌(腦)의 이상 병변이라 본원만을 믿고 치료받을 수 없는 사회적인 상황이라서 서울**병원이라는 우리나라 최고의 양방병원에 가서 정밀검사를 받아 오라고 하였다. 다리의 이상은 아니고 뇌의 이상이니 이를 알고 치료해야 한다며, 어떤 결과가 나오더라도 본원의 치료를 받기를 당부하였다. 이는 임상경험의 결과인데, 환자의 연구경험의 누적은 이제 현대 양·한방 의료의 오류와 한계를 알게 한다. 결국 2개월이 지나서야 양방진단의 최종결론이 나왔다. 뇌의 종괴로 개골하여 보아야 양성인지 악성인지 알 수 있다는 것이다. 수술 여부는 결국 부모의 몫인데 그 여파와 상황을 모르는 부모로서는 청천벽력 같은 일이라고 하겠다.

6. 기측정의 터득

앞서 <2. 사상의학의 공부와 연구> 중에서 1차 기측정에 대해서 논하였다. 별도로 다시 논하는 것은 기(氣)측정이 나의 공부에서 그만큼 중요하기 때문이다.

• 참고: 논문 '기측정을 통한 동자추 활용' 내용을 중심으로

1) 동자추의 활용 배경

(1) 동자추의 인체 활용

환자(장부와 관절 등 각 부위)에게서 발생하는 파(종파, 파동, 사기(邪氣))에 대한 감응으로 동자추가 진동함을 활용하여 질병의 진단과 치료에 응용할 수 있다.

(2) 동자추 활용의 임상 가능성

① 병소(病所) 부위의 파악과 장부(臟腑)의 허실 파악에 도움을 받을 수 있다.

상세불명의 질환으로 내원하거나 미발현 병증(예로 암증)이나 난치

성 질환 등에서 병든 부위를 확인하는 작업이나 근본처를 확인하는 데 도움을 얻을 수 있다. 또한 장부의 허실을 구분하여 살펴볼 수 있다. 이는 단순한 내용이지만, 대체측정기나 오링테스트를 정확히 시현하거나 맥진을 정통할 경우에만 얻을 수 있는 중요한 내용으로, 기측정은 이를 가름하는 데 지표가 될 수 있다.

② 약재검사 및 침법검사를 통해서 처방하는 데 도움을 얻을 수 있다.

많은 환자가 적절한 치료를 받지 못함으로써 치료되지 않는다는 사실을 우리(의사)는 알 필요가 있다. 보다 정확한 진단을 통해서 병명과 병증을 구분해야 하겠지만, 나아가 정확한 처방을 하는 것 또한 진단의 영역임을 알고 치유 가능성 여부까지 확인할 수도 있는 것이 기측정의 영역이다. 이는 어떤 약재나 건강기능식품, 치료의 방법을 포함한 내용이다.

③ 체질(사상 및 8체질)진단에 도움을 얻을 수 있다.

체질진단은 참으로 난해한 경우가 있다. 의사마다 다른 견해를 가진 경우이다. 아직 객관적인 검진이 없는 한, 어떤 것을 우선할 것인가를 논할 수 있어야 하겠다. 대체로 가능한 것은 오링테스트로 명확히 확인하는 것이다. 다만, 주관적이지만 기측정을 통해서 체질진단의 진위를 1% 오차 없이 100% 확인할 수 있다.

④ 건강 상태 검진 및 치료 후 회복 정도를 측정하는 데 도움을 얻을 수 있다.

건강체와 반건강체 그리고 질병 상태, 중병의 상태, 난치불치 상태 등의 구분이 어느 정도 가능하며 병증의 치료과정에서 올바르게 치유가 되는지를 확인해 갈 수 있다.

⑤ 원격진료에 응용할 수 있다(전화나 사진 등을 매개로 함).

전화 목소리로 그 사람의 음파를 통해서 나오는 파동을 촉매로 한 기측정은 그 사람의 내장기운 상태를 가늠하게 한다.

2) 동자추 활용의 이론적 배경

(1) 파동요법의 관점에서 본 동자추 이용

인체는 세포로 이루어져 있으며, 세포에서 가장 중요한 핵은 주위에 많은 전자, 소립자들로 둘러싸여 있으며 인체 내의 다른 세포들과 정보를 교환하며 생명활동을 영위하고 있다. 파동요법에서는 세포핵 주위에서 일어나는 생명활동이 파동을 통해서 읽힐 수 있다고 한다. 동자추 진단은 이러한 세포에서 발생되는 일종의 파동(=邪氣)이 진찰자에게 감지되어 기폭제와 같은 작용을 일으켜 동자추에 회전이나 떨림을 일으키는 것으로 보인다.

(2) 전통한의학적 관점에서 본 동자추 이용

① 동자추는 건강한 상태에서는 움직이지 않는다.

건강한 상태에서는 사기(허사, 실사)가 방출되지 않는다. 그러므로 추는 미동하지 않고 오히려 건강체일수록 그 흡수력이 강함을 느낄 수 있다.

② 사기(邪氣)의 감응과 사기 중 허실(虛實) 구분

한의학에서는 인체의 내장(內臟)에 병이 들면 이를 허(虛)와 실(實)로 구분, 진단하게 되는데, 동자추로는 병든 부위에서 발생하는 사기(邪氣)의 형태에 따라 허사(虛邪)와 실사(實邪)로 나눌 수 있다. 동자추로 나타나는 사기의 형태는 우회전(실사)과 좌회전(허사)으로 나타날 수도 있다.

③ 병의 경중(輕重) 구분

사기의 감응 상태(회전크기, 수(속도), 파의 느낌)에 따라 병사의 경중을 파악하는데 병이 중한 기운일수록 병사의 강함으로 나타나 추의 회전과 크기 또한 강하고 유독(有毒)하다.

7. 맥진의 진단

맥진은 대학시절 박경 교수님으로부터 배움을 갖고 현재까지 지속하고 있으며, 95년경 8체질맥을 습득하기 시작하였고 00년경 삼부구후맥과 8체질맥을 통합하여 진찰하고 있다. 현재 '희망의 한의학'이라는 인터넷카페(cafe.daum.net/newdoctor1)에 맥진 진단에 관한 글을 위주로 올리고 있으며, 카페에 올린 글을 인용하여 본다.

1) 왜 맥진인가

맥진은 동양의학이 천 년 이상 발전하면서 얻어진 귀한 선현의 업적이며 현재 계승하여 후대에게 고이 물려주어야 할 귀한 자산이다. 잘하면 체질, 병인, 병소, 병 깊이, 병명, 병의 진행 상태, 예후 등을 파악하는 데 결정적 정보를 제공한다. 이는 의료기기로 할 수 없는 영역까지 측정 가능하기도 하다.

다른 진단법과 다르게 맥진이 중요한 것은

(1) 현대양방진단, 의료기기로 할 수 없는 부분을 보완하거나 극복

할 수 있다.

예: 병의 가장 깊은 장소, 병의 유무, 진행 정도, 생사의 결정
하루하루의 변화, 마음의 변화(심신의 상태측정과 변화측정)

(2) 망진, 기진단, 복진 등 어떤 진단에서 할 수 없는 부분을 진단할
수 있다.

예: 생사진단, 체질진단, 병의 위독 상태에서 그 깊이의 정도 등
나는 맥진보다 더 정확하고 포괄적인 진단법(물론 망진, 복진을 통
일할 때 완전하지만)을 발견하지 못했다(04년 2월 작성).

이것이 어떤 의학과 진단에서도 할 수 없는 것이니, 맥(脈)을 배우
고 익혀야 하는 주된 이유 중 하나일 것이다.

2) 맥진은 무엇을 나타내는가

(1) 맥은 심리적, 정신적 상태를 반영한다.

침울(沈鬱)한 맥상은 그 사람의 침울한 상황을 반영하여 우울증과
조증의 상태를 맥상에서 볼 수 있으며 만약 부(浮)한 맥상으로 나타난
다면 그 사람은 우울증이라 보기 어렵다(우울증도 진짜가 있고 허짜
가 있다). 부활(浮滑)이 삭(數)한 경우라면 활동적이고 능동적이며 외
적인 활동을 보이는 경우이겠다. 현긴(弦緊)한 맥상은 긴장과 스트레
스로 누적되었을 뿐 아니라 지속되고 있는 현상을 볼 수 있겠다.

다른 예로 우측 2지가 실(實)한 맥상의 소음인은 식울(食鬱)증을 의
미하기도 하지만, 사려과다(思慮過多)로 인한 상황을 나타낸다. 이러
지도 저러지도 못한 갈등이나 고민인 경우도 있다.

다른 예로 좌우 1지의 촌맥을 소실(消失)한 소양인은 심폐기운의 허손으로서 절대적인 운동부족자에게서 나타나기도 하지만, 자신감 결여를 가지면서 의욕감퇴, 생기부족(삶의 의미부족 및 상실)의 상태에서 볼 수 있다. 그런데 우측에 1지로 부활(浮滑)하고 충(衝)하는 것은 활동적인 상황을 넘어서 분노(忿怒)의 화(火)가 지속하는 것을 의미한다. 소양인이 3지에서 강침안시 세실(細實)한 맥상을 유지한다면 고민이나 갈등을 넘어서 감당하기 힘들어하는 무거운 짐이 있다는 것으로 장기간 노정되어 왔고 향후에 그럴 가능성이 있는 것을 볼 수 있다. 물론 이로 인해서 하초의 병변을 가져온다.

⇒ 이로써 맥상(脈象)은 병명 및 병변을 일으키는 칠정(七情) 및 감정, 생각의 병인(病因)을 찾는 데 결정적인 정보를 제공해 준다.

(2) 맥은 앞서 (1)에서 말한 것과 같이 장부(臟腑)의 기능적인 상태를 반영한다.

이는 맥은 장부의 기혈(氣血) 반응으로서 실제 경맥(經脈)은 장부의 실질적 장기를 통과하여 오는 고로, 맥상은 그 장부의 상태를 반영한다. 장부의 상태가 양호하면 기혈의 맥상은 원실하여 완실(緩實)할 뿐이며, 혹은 조금 허약하고 불순할 경우에는 맥상에서도 그렇게 나타나 느낄 수 있다.

예를 들면 맥상이 미미(微微)하다면 그 장부(臟腑)의 기능 상태가 저하되어 미약한 수준에 머물러 있음을, 부활(浮滑)하다면 그 장부의 기능 상태가 활발하게 움직인다는 것을 의미하며 부현(浮弦)이 긴(緊)하다면 그 장부의 활동성은 있으나 긴장(혹 근심, 걱정)이 노정된 스트레스 상태라는 것을 의미하며 삽규(澁芤)하다면 그 장부(臟腑)의 에너지 및 기질 상태까지 손상을 받아 제대로 활동을 못 하는 저하 상태일 뿐만 아니라 물질적, 기질적 장애를 가진 질환임을 고려할 수 있다.

위와 같이 맥상, 그 자체로 장부의 상태를 먼저 고려할 수 있는 것이다.

(3) 앞을 이어서, 맥은 장부(臟腑)의 기능적인 상태뿐만 아니라 기질적인 상태를 반영한다.

정상적인 상태와 활동은 맥상에서 건실한 상 이외에 별다른 맥상을 찾을 수 없으나, 병변(病變)의 불건강한 장부(臟腑)는 맥상으로, 그 장부의 병사(病邪) 및 병변(病變)의 모양과 형태, 기상을 반영하여 나타난다.

① 중노년의 현훈(眩暈) 호소의 태음인 1지의 맥상이 부허(浮虛)하며 삽(澁)한 것은 뇌기능적 저하활동 및 기질적인 퇴행손상으로 인해 치매, 노화, 중풍을 가져오는 중증(重症) 상태임을 암시한다.

② 중노년의 요통 호소의 소음인이 3지의 침(沈) 유약(濡弱)하면서 미미(微微)하고 삽규(澁扎)한 것은 하초의 기능쇠약(양허)을 지나서 노화성 물질손상으로 인한 암증(癌症)발현을 의미하고 있다.

③ 소양인 혹은 태음인에게서도, 좌측 3지의 중침시 충실한 현실(弦實)맥은 하초부위의 완고한 결체의 형성을 의미하기도 하며, 우측 1지의 부중시 삽(澁)이 결(結)대(代)한 형상은 폐의 종괴를 나타내기도 한다.

(05년 7월 작성)

▪ **참고:** 간장맥의 진단을 받고서

좌 2지 관맥에서 중침시에 활실 유여할 경우 그 정도에 따라서(체질 포함) 단순한 경우는 간기능이 항진된 스트레스 정도, 그리고 다음은 지방간(혹은 고지혈증 등 동반)

간경화 맥은 현긴해지지 않을까요? 혹은 말기에 이르면 울활, 부활충, 강침안시 허활유맥, 간암은 현긴함을 넘어서 규, 삽, 부정불순이 나타나고 말기에서는 그 정도가 심하거나 완전히 소실되어 실제 가장 약한 장기(대체로 체질적 대소장기)에서 병색이 완연해지는 경험을 한다. 즉 다시 말해서 마지막에는 체질 본맥의 병증이 나타나고(좌 2지 관맥은 나타나지 않을 수도 있으며) 그 결과 위독, 사망에 이르는 불치맥, 사맥이 나타나며 끝내 절맥이 나타난다고 본다.

그러므로 간암이라고 하지만 마지막 내원 시 간암진단보다는 다른 장기의 병색을 가진 간암으로 보아야 할 것이다(즉 오장육부 병증의 필요성과 전신적 치유의 필요성이 과학적으로 대두되며 임상상 사실이라는 점).

또한 복진상 간암/간경화의 경우 특정적 소견을 발견하였는데 우측 복부에 경결의 적 상태를 나타내는 경향이 있다는 사실이다. 간암이라는 최종 진단에 이르기 전(즉 간암말기에 이르기 전)에 나타나는 경향이 있다. 간암은 초기에 진단된 경우 대부분 장기생존이 가능한 상태의 경우인 듯하며, 간암말기에 이르기 전까지 대체로 진단되지 못하다가 마지막 진단된 경우에는 위독하여 사망에 이를 수 있는 상태라 본다. 물론 모두는 아니지만, 또한 발견 이전에, 즉 진행과정상 심하비경 상태를 동반하는 경우도 있다. 몇 사례에서 위궤양, 위염만 진단받다가 마지막 간암진단말기라는 경우를 본다. 그러므로 간질환에서 복진도 필수적이며, 위장질환 시 간 상태도 살펴보아야 하며, 전신적 관점에서 치료해야 한다는 점이다.

3) 양방진단의 한계와 한방진단의 필요성

(1) 현대 의료기기의 한계와 오류

과학의 발전은 눈부시지만 아직도 의료기기의 한계가 존재하며 적지 않게 오류도 존재한다. 가까이 대중적 질환인 당뇨, 고혈압, 간염, 갑상선 질환, 암, 중풍, 심장병 등에서 쉽게 의료기기진단의 한계를 접할 수 있다.

예로 ① 고혈압 치료불가 평생치료: 그러나 1차성(본태성)과 2차성 구분과 이에 따른 치료가 필요

② 진성 당뇨(췌장성)와 가성(일시적) 당뇨 구분

③ 급성간염⇒만성간염⇒간경화, 간암의 병증, 진행 정도 파악과 섭생관리

④ 갑상선질환: 원인과 치료의 의학체계가 다름(한의학에서는 너무 단순하고 손쉽게 회복)

⑤ 암: 유무(有無)와 병기(病期)의 수없는 오진, 재발의 방치, 치료 전후의 건강 상태 파악을 하지 못함으로써 무분별한 위해(危害)한 치료의 반복

⑥ 중풍: 발현 시, 부중침(浮中沈)의 부침지삭(浮沈遲數), 허실(虛實) 상태만 보아도 생사감별을 할 수도 있으며 진행 – 회복과정에서 객관적 파악 가능. 발생 원인이 고혈압인지 아니면 다른 내장허손에 따른 뇌허손(腦虛損: 대체로 소음인)인지

⑦ 심장병: 심장마비 전조증의 파악, 심장병의 허실(虛實)을 구분하

여 선택적 치료관리

앞으로 이 부분을 한 부분씩 의론(醫論)과 임상 사례를 통해서 밝히고자 한다.

(2) 개개인의 원인과 특성과 상태가 있다.

과거 – 현재의 생활에서 비롯된 몸과 마음은 개개인마다 다르며 그에 따른 병증이 다르다. 같은 체질의 같은 간염(肝炎) 환자라 하더라도 실제 간염(肝炎)만 있고 일체 다른 장기는 병이 없는 경우가 있고, 다른 병이 더 중한 경우도 있으며, 또한 음식이 제일 문제를 일으키거나 혹은 정서적, 심리적 원인이 간 기능을 해롭게 할 수 있다. 이를 의료기기의 혈액수치 하나만 보고 판단하기에는 어렵다. 대체로 물질적 병변이 심각히 나타나야 현대기기로 진단될 수 있기에 개개인의 원인과 특성, 상태를 의료기기로 알아내기는 어렵다(예로 췌장염도 쉽게 진단되지 않고 문제가 심각하게 되어 양방으로 치료되지 못할 때 만성췌장염이 진단되는 경향이 있다. 이는 폐기능, 신장기능, 심장기능, 뇌기능 등에서도 마찬가지이다).

(3) 위와 연관되어 미병(未病) 상태의 진단이 필요하다.

현대의료기기로 진단되지는 않지만, 증상과 상태는 있는데 실제로 건강한 상태를 유지하고 있는가 하면 불건강한 상태로 이미 일정한 병증 상태에 놓여 있는 경우가 적지 않다.

예로 현대의료기기로 내시경과 조직검사로 쉽게 판별할 수 있을 것 같은 위암 초기와 말기, 위궤양과 위암 말기 상태도 구분하지 못하는 일이 간혹 일어나고 있음을 알 필요가 있다(복진(腹診)만 해 보아도 알 수 있는 부분인데). 또한 폐암·신장암·췌장암 등은 말기 이전에는 암의 존재 여부조차 잘 진단되지 못함을 알 필요가 있다. 더욱이 암은 물질대사 과정에서 다시 말해서 조직세포의 병변과정의 마지막에서 병이 든 것이다. 그런데 조직세포가 병들어서 마지막에 이르렀고 그것도 중기(中期)를 넘어서고 있는데도 불구하고 정상(正常)이라고 진단결과가 나올 수 있는 것이 현대의료기기의 한계이다. 다시 강조하여 의료기기의 발전이 이루어지고 있지만, 아직도 암 발현 이전 병변의 오랜 시간(대체로 10년 정도) 동안 병증 상태를 진단하기가 어려운 것이 기기의 한계이다.

이런 점에 비추어 미병(未病) 상태나 병변 상태를 진단할 수 있는 다른(대체) 의료장비개발도 필요하겠지만, 기기가 발전된다고 하여도 생명현상을 온전히 기계로 판독하고 이해할 수는 없기 때문에 오랫동안 연구 발전되어 온 한의학의 진단학이 오늘날에도 필요하며 미래에도 가치 있는 진단영역으로 남아 있을 것이다.

인간은 로봇이나 기계처럼 물질적 몸만 가진 것이 아니며 몸을 다스리는 기운이 흐르며 마음의 기운도 있고 더 높은 의식(意識)이 존재하여 의식에서 마음에서 기운에서 물질적 몸을 다스리기 때문이다.

(4) 이러한 한의학적 진단의 필요성은 한의원 내원자를 통해 임상에서 절실히 느낄 수 있다. 환자의 건강유지와 회복, 그리고 어떤 경우는 생명유지와 생명을 구하기 위해서는 현대의료기기의 진단 및 치료도 중요하겠지만, 이와 못지않게 한의학적 진단이 얼마나 중요한지를 이는 본 카페의 '오늘의 임상 사례'에서 설명하는 예를 통해서 엿볼 수 있을 것이다.

대다수 국민은 양방의료의 진단치료를 받으면서 한방 병의원, 한의사를 찾는다. 증상 발현 시 직접 오는 경우도 많아지고 있으나 만성 상태 · 성인병 상태 · 특별한 증상이 오랫동안 개선되지 않으면 먼저 양방의료의 진단을 정확히 받고자 한다. 그런데 이 양방의 진단이 – 병의 유무와 병명을 가진 진단 – 한계와 오류가 있음은 한의학적 진단을 통해서 알 수 있으며, 이로써 한의학적 진단이 얼마나 가치 있으며 효과가 있는지 알게 해 준다. 이는 솔직히 전체적 한의학계 입장에서 보면, 아직 초보적인 실험 및 연구단계라 할 수 있다(2~3년 전 발족된 한방임상연구회 활동과 한방임상센터설립 추진은 의학의 발전에 반드시 필요한 일이라 여겨진다). 오늘날 한의학이 필요한 이유는 단순히 서양에서 대체보안요법으로 동양의학(중의학)이 대두되어서가 아니다. 현재 우리나라 의료현실에서 필요하기 때문이다.

4) 한의학의 큰 문제점 – 진단능력의 미흡과 부재, 그리고 혼돈

사상의학이든, 동의보감을 틀에 두고 혹은 양 · 한방 협진을 하든, 임상을 하면 사람(환자)을 진단할 수 있어야 되나 부끄러운 일이지만 진단에서 크게 미흡하다는 점을 지적할 수 있다.
   ① 체계적인 면이 미흡하고
   ② 객관적인 면이 미흡하고
   ③ 통계적인 면이 미흡하고
   ④ 개연성(반복성)인 면이 미흡하고
   ⑤ 치료적 가치가 미흡하고(성과미흡)
   ⑥ 현대 양방적 이해와 견해의 일치가 미흡하여

실제 몸 상태가 그러한지, 이론상 공허하게 그러한지 불분명할 수 있다.

(1) 사상체질의학에서

사상, 8체질만 진단하면 치료될 수 있는 것처럼 여겨 쉬울 것 같지만 몸－마음 상태를 진단하지 못하면 우리의 모습은 의학의 낮은 수준을 반영할 것이다. 또한 사상 진단을 제대로 하기 위해서는 일정기간 동안 경험자 밑에서 배워 수련되어야 얻어질 수 있는 것을 어떤 이는 여러 가지 방법(술수)으로 이를 체계화하여 공론화시키는데－체질 구분을 잘하고 있는 것인지 자신도 모를 수 있다.－ 이는 향후 후배들의 혼돈을 가중시키는 일이라 여겨진다.

그래서 사상을 하는 이들이 사상을 얘기하면서도 다른 얘기를 하는 것이 있는데 이는 체질진단을 정확히 하지 못하고 병증을 진단하지 못하면서 이론상 근거로, 학문으로만 익혀 임상에 응용하기에 자신의 눈(의학 시각)의 한계 속에서 사상을 만들어 내는 엉뚱한 경험이론을 만들어 내고 있는 것이다. 부끄러운 일이지만 현재 출판된 사상 관련 서적 중 정확한 사상을 논한 것이 얼마나 될지 모를 일이다.

(2) 병증의 이해에 대해서

한의학의 단순한 허(기허, 혈허, 음허, 양허), 담음, 어혈, 간화, 음허화동, 신허, 비위불화 같은 개념의 병증을 실제 임상환자에게서 진단하지 못하면 이 또한 이론상 근거만 될 뿐이다. 그런데 자신은 진단을 다 하는 것처럼 하여 병의 처방을 구성하는데, 실제는 이론상의 경우가 대부분이라고 본다. 본디 임상을 하면서 느끼는 사실은 죽을 병이 아니면 한의학적 진단이 정확하여 투여하는 약으로써 치료되거나 관리될 병이 대부분이라는 사실이다. 또한 낫지 않으면 낫지 않은 원인과 그 대처방안(후에 느끼는 사실이지만)도 알 수 있다. 사실 진단에서 살아 있는 몸이므로 그대로 반영하기에 모를 수 없다.

명색이 강의에 이름 있는 분들이 있지만 그 허와 실이 존재함을 알수 있으니 부디 '의식혁명', '나의 눈' 책을 읽거나 별도로 단순히 그 책에 나오는 '운동역학실험'을 배워서 그 존재가치 정도를 측정하여 그 허와 실을 구분하여 봄이 어떠할지.

(3) 진단을 하지 못하니, 양방병명에 따른 치료법이 나올 수밖에 없는 노릇이다. 어떤 한의학 대가가 어떤 병명(예로 갑상선기능항진, 간암)이라는 처방이 나왔다면, 그 병명이 어떤(한, 양방) 진단체계에서 진단되었고 그 처방이 어떻게 구성되었는지 알기 어렵다. 더욱이 그 병명의 환자가 실제로 그 병명이 아닐 수도 있는 임상 현실에서 진단을 현대적 병명으로 국한할 경우 적지 않은 오류(오치)가 생길 수 있다.

5) 05년도 24맥을 설명하고 마치면서

지난 2월부터 부침으로 시작한 28맥에 대한 고찰을 오늘로 마치었다.

진행 중인 광주의 강의를 준비하기 위해서, 지난 맥에 대한 정리를 해 보고 시작한 것이 이렇게 되었다. 할수록 느껴지는 것은 과거 의자들의 위대함이다. 과거의 맥상의 이해를 현대의학에 관련하여 온고이지신(溫故而知新)한다면, 의학의 허실과 한층 발전된 진단과 치료를 이룰 것이라는 마음이 간절해졌다. 현대기기의 발전된 모습은 한의학

맥진에 더욱 도움이 될 수 있으며, 또한 그 의료기기의 허실을 맥진으로써 살펴볼 수 있다. 앞으로 첨단과학이 발전하여 수천 년이 흘러도 때 묵은 동양의학의 진가는 발휘될 것이라 본다. 임상은 실제이며, 환자의 몸 상태는 맥진을 통해서 생명력을 나타낸다.

귀한 의서의 가치를 계승 발전해야 할 의무와 책임을 새삼 통감하였다. 또한 부족하고 미흡한 자신의 역량을 보게 되었다. 맥진의 느낌을 더 명확히 기술해야 할 것임을 느꼈다. 가능한 새해(06년)에는 다시 28맥 주 해석을 달아 보충해야 할 것을 느낀다. 저의 부족함을 뒤로 하고 이상 마친다(05년 7월 작성).

6) 보는 것만으로 진단(치료)되는 것은 부족하다

현재 질병 상태를 살펴보기 위해서 망진, 진맥을 한다. 하지만 현재 질병은 시간상 지금, 현재가 아니다. 이는 과거로부터 왔고 또 내일 미래의 상황을 보여 준다. 현재를 통해서 과거와 미래를 알기 위해서는 무엇이 필요한가? 무엇이든 도(道)는 통하듯, 여기에서도 경험(經驗)이 필요하고 참된 앎이 필요하다. 역사적인 바른 인식은 환자의 상황을 바르게 예측할 수 있게 하며 정확한 미래예측에서뿐만 아니라, 미래의 바른 삶의 지도에서도 반드시 필요한 것이다. 예를 들어서 6·25남북전쟁에 의해서 희생된 조상을 둔 후손으로 그에 대한 한(恨)이 크게 남아 있고 이로써 좋지 않은 건강 상태가 존재한다면 우리 사회현실과 그분의 수준을 정확히 볼 수 있을 때, 오늘 내일 해결할 수 있는 선과(사회현실에서) 불가능한 선을 봄으로써, 그분의 수준에서 내일 예측되는 질병양상을 피하거나 감소, 예방하기 위한 방안을 적절히 제시해 줄 수 있을 것이다. 다른 예로 부인이 남편의 외도로 인해서 배신에 대한 상심이 커서 마음을 잡지 못할 뿐만 아니라 실제 병발한 초기 상태라면, 미래 진행 가능성과 이를 극복할 수 있는지는 그 남편과 환자 자신의 심신 상태를 보고 그에 합당하게 가능할 수 있는 방안과 내용을 설명, 그 치료내용을 결정할 수 있어야 할 것이다. 우리 사회의 역사와 개인의 일생과 결혼, 성 문제를 어느 정도 이해하고 파악하며 환자 개개인이 가진 특성을 어느 정도 이해하지 않고는 보다 바람직하고 보다 나은 안을 현실에 내오고 꾀하는 것은 한계가 있을 것이다. 더욱이 보이는 현실만 보고 그 원인이 어디에 있는지 살펴보지도 않는다면 보이는 것 그 자체는 오히려 허깨비에 지나지 않을 것이다. 그러하기에 오늘날 의학과 의학자, 발달된 과학기술 앞에서도 수많은 질병이 상세불명이며 난치의 만성적인 상태로 존재한다.

보이는 것 그 자체는 죄가 아니고 질병이 아니다. 하나의 반응이며 하나의 증후이다. 그 반응과 증후가 나타난 동기와 계기를 살펴보고 그렇지 않기 위한 방책을 내오기 위해서는 보다 심도 있는 심신 상태의 연구와 공부가 필요하다고 보겠다. 깊이 있는 인간의 이해가 필요하다는 것이다. 이러한 점에서 현존하는 의학(양, 한)은 한계가 분명 존재한다. 과거에도 존재했다. 여러분은 넘어서길 기대한다.

임상한의학을 어떻게 공부할 것인가

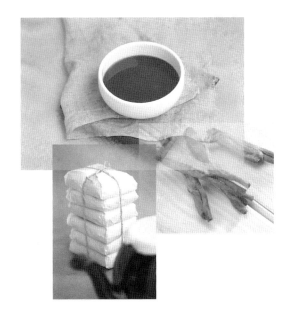

먼저 오늘의 의료현실을 알자. 그래야 얼마나 임상공부를 해야 할지 보다 절실히 느낄 수 있을 것이다.

'꿩 잡는 것이 매'란 말이 있다. 이는 이론보다 실전을, 이상보다 현실을 강조하는 말이다. 우리는 대학시절 대체로 훌륭한 교수 밑에서 한의학의 기본적인 이론과 진단, 치료를 배웠다. 그 기본과 원론을 잘 습득하고 2, 3년간 인턴이나 부원장으로 근무하면서 실전을 체득한 사람이라면 기본 진료를 충분히 잘할 수도 있다. 그런데 오늘날 의료 환경은 기본만으로는 부족하다. 간략한 예로 발목 염좌 환자가 왔다고 하자. 그 환자의 치료법으로 경험자와 초보자는 대동소이할 수 있다. 하지만 대하는 태도와 자세, 마지막 진료내용이 다를 수 있다. 어떤 면에서는 초보 한의사가 더 정성을 다할 수 있다. 그것으로 환자는 다시 그 한의사를 찾을 수도 있겠지만, 자주 삐게 되는 이유를 구체적으로, 또 환자마다 다를 수 있는 회복기간에 대해서, 얼마

동안 어떻게 치료해야 할지 그 환자에게 맞는 치료기간을 설정하고 전체 자세와 균형을 살펴 조언하기에는 기본만 가지고서는 부족하다. 또 단순한 발목 염좌로 내원했지만 평소 지닌 질환이나 증후, 상태에 대해서 질문했을 때에 보다 정확하고 명확한 답변을 할 수 없게 될 때 이는 신뢰의 문제로 발생한다. 과거 10년, 20년 전에는 그리했어도 환자가 그 한의사를 다시 찾아왔고 한의원은 유지되었겠지만, 지금은 그렇지 않다.

잘 알겠지만 각 동네마다 들어서고 있는 병의원으로 넘쳐난다. 사실, 의료소외지역이 우리나라의 어디에 존재할까 할 정도이다. 환자는 적어도 두세 곳의 양·한방 병의원을 찾아보고 자신이 생각하기에 보다 나은 곳에 진료를 맡긴다. 단순히 기본 진료에 충실히 한다고 하여 환자가 귀하를 찾을 확률은 매우 드물다는 것이다. 이런 현실 때문에 귀 가까운 선배 가운데는 개원하였다가 실패하는 경우를 쉽게 볼 수 있을 것이다. 이런 어려운 현실을 아는 후배들은 다소 긴장되고 걱정스럽게 개원가를 바라볼 것이라고 본다. 한 번 실패는 어떤 사람에게는 인생에서 큰 짐으로 다가와 더 큰 불행을 가져오게 되는 경우도 드물지 않다. 그래서 망설임으로 수년간 개원하지 못하는 경우도 있는데 그렇다고 기죽을 필요까지는 없다. 또 몇 년 안에 개원가 분위기가 나아질 전망은 없다. 다만, 쉽게 개원하여 수천만 원에서 수억에 이르는 돈을 들여서 원치 않은 실패의 경험을 할 필요는 없을 것이다.

요즘은 후배 한의사들이 개원하고 나서 찾아와 인사하는 경우도 드물지만, 왜 개원 이전에 와서 자신이 현재 개원해도 될지, 장소는 어떠한지, 또 어떤 진료를 하면 좋을지 묻지를 않는지 알 수 없다. 다소 불충분할지 모르지만 보다 정확한 정보를 제공해 줄 수 있을 것인데 말이다. 현재 한의사의 역량과 자세, 그리고 그 지역 현황과 병원의 위치를 본다면 어느 정도로 병원이 유지될지 분명해진다. 우리 의료업이 다른 서비스업과 다르지만 큰 틀에서는 같다. 그것은 엄연한 현실이기 때문이다. 즉 의료수요자가 있고 그 수요자는 한정된 공간 속에서 존재하고 대중적인 진료인식(예로 한양방선호도 및 이용률, 지역마다 조금씩 다른 질병의 특성 등)이 있으며 이용할 수 있는 시간과 비용도 한정되어 있다. 한정된 현실이기에 대략적인 예측(+/−)이 가능하다. 한의원을 개원하면 월 일정한 수입이 유지되는 것은 그러한 현실을 정확히 반영한다. 오늘 장맛비로 환자가 평소보다 갑자기 1/3로 줄어들었거나, 반대로 이상하게도 환자가 평소보다 20% 많아졌다고 하더라도 월평균 수입은 큰 변화 없이 그대로 유지된다. 특별한 변화가 없는 한, 큰 틀에서는 전혀 변화 없이 유지된다. 상승되는 경우에는 한계가 있고 그 한계에서 머물러 버리고, 하락하는 곳에서는 그 하락의 깊이와 폭이 있고 일정한 한계에 이르면 그 또한 머무른다. 즉 보는 눈이 부족해서 그러하지 개원하는 한의사의 역량 및 마음자세와 개원 위치와 병원관련 일을 살펴보면, 개원하여 이룰 수 있는 경영적인 수입의 예측은 가능하다.

이 글의 서두에 이러한 면을 강조하는 이유는 무엇일까? 수년 안에 해결되기 어려운 개원가의 불황과 어려움이 있기 때문이며 다소 우려되는 현실이 있기 때문이다. 이 책을 저술하게 된 실제 이유도 이와 무관하지 않기 때문이다. 극단적인 사례이지만, 최근 몇 년 사이 젊은 나이에 병으로 어려움에 처한 동료 선후배를 본다. 특히 후배들인데 경영적인 실패와 무관하지 않을 것으로 추정된다. 꼭 실패나 경영적인 어려움 때문에 병들지 않았다고 하여도, 질병을 악화시키는 주원인이 될 수 있음은 분명하다. 애써 공부를 심도 있게 하고, 청운의 꿈을 가지고 대학을 졸업하고 임상현실에 접하여 자신의 꿈도 제대로 못 펴고 살아야 되겠는가? 좁은 지역에 몇 백 명 내의 한의사에게서 이런 상황이 발생하는데 전국적으로 얼마나 그러할지? 또 극단의 예 이외에 불화와 어려움을 겪고 있는 경우는 얼마나 많을지? 행복을 찾아서 한의대에 들어왔는데 개원하여 불행이라니, 그렇지 않기를 바란다. 자신이 원하는 꿈을 현실로 만들기 위해서는 다음의 조건이 필요하다. 물론 사람마다 꿈이 다르지만 여기서는 일반 한의사로서 잘 치료하고 어려운 주변 여건과 다소 무관하게 일정한 병원수입을 유지하는 것, 그 일반적이고 기본적인 꿈을 이루기 위한 조건을 말하는 것이다. 수입을 떠나 임상에서 원칙과 내용을 지키고 정진하면 자신이 원하는 바를 이룰 것이라고 본다. 문제는 자신이 정한 원칙과 내용이 시대적 상황과 환경에 얼마나 부합하느냐에 따라 달라진다. 그러므로 시대적 현실, 환자의 상황, 주변의 조건을 잘 살펴보는 것도 중요하다. 아직 한의학은 꽃을 피우지 못했기 때문에 기회는 남아 있다. 멋진 꽃을 피우기 위해 지금 인고(忍苦)의 계절에 내공인 자신의 실력을 길러야 한다. 우리가 각자 맡은 바 일에 충실하고 학문에 정진하면 머지않아 한의학의 꽃은 피우리라 본다.

1. 임상 명의를 찾아라

1) 왜 임상의 명의를 찾아 배움을 청해야 하는가

임상을 잘하기 위해서 임상을 잘하는 사람에게 배우기 위함이다. 즉 임상을 잘하기 위해선 임상을 잘하는 사람에게 배움을 청해야 한다. 너무도 당연한 이야기이지만 우리는 잘 이해하지 못하고 무시하는 듯하다. 대학을 졸업한 실력과 개원 1, 2년차 경험으로 어떤 환자를 잘 진단하고 치료할 수 있을까? 가슴에 손을 얹고 생각해 보자. 장차 자신의 한방병의원에 내원하여 몸을 맡길 환자에게 얼마나 정확히 진단하고 적절한 치료를 해 줄 수 있는지? 어린아이의 감기증세로부터 노년의 말기 암증에 이르기까지.

그런데 우선 사정상 급한 김에 아무 곳에나 몸을 의탁할 경우에는 어떤 일이 발생할까? 졸업 이후 첫발을 딛는 그곳에서 보고 익힌 바가 자신의 미래 한의계 모습을 좌우할 수 있다. 첫 경험은 매우 중요하다. 처음 접한 선배 한의원, 선배 한의사의 모습과 이미지, 풍토가 자신의 미래 원형의 모습으로 자리 잡는 경향이 있다. 사혈을 많이 하는 스타일이면 자신도 사혈을 위주로 하고, 환자를 대하는 태도가 정중하면 자신도 그러할 가능성이 높고, 어떤 부분에 비판적이면 자신도 그러할 경향을 나타내기 쉽다. 부족하면 원래 부족한 것으로 알고 자신도 거기에 머물러 버린다. 어떤 영역에서 특출한 선배를 보면 자신도 다른 부분에서라도 그럴 가능성을 가질 확률이 높아진다. 유유상종이라 할까? 근묵자흑이라고 할까? 대를 이어 간다고 할 수도 있다. 급하다고 우선 먹기에 곶감이 달다고 하여 임상실력과 양심이 도움이 되지 않는 병의원에 몸을 의지하지 않기 바란다. 실제의 첫 대면과 경험은 그 어느 것보다 중요하다.

2) 어느 사람이 명의라고 하겠는가

한의학은 원래 전체의학이고 전일의학이며 심신일여의 의학이라서 특정 분야가 별도로 없다고 할 수 있지만 최근 세분화되는 경향이 있다. 예를 들면 피부, 비만, 성장 등 현재 진행 중인 트랜드에 대해서 어떤 부분이든 그 부분에 진단과 치료를 잘하는 의자일 것이다. 정통적인 임상의 예를 들어 부인과 환자를 본다고 한다면, 임신 초기에 유산 전조증으로 하혈을 하면서 내원한 환자가 있다고 하자. 임신부는 유산을 막고자 하는데 한약에 대한 불신이 있다. 혹시 한약이 오히려 태아에게 좋지 않은 영향을 미칠까 오해하여 걱정한다. 의사는 그 환자의 상태를 정확히 살펴볼 수 있어야 적절한 도움을 줄 수 있을 것이다. 즉 임신유지나 유산될 가능성을 예측하고 그에 따라 환자에게 설명하여 이해를 구한 다음 약을 권할 수 있을 것이다. 진찰의 결과, 유산될 확률이 전혀 없으니 안심해도 되고 한약 또한 그럴 염려가 없으며 하혈을 멈추는 데 도움이 될 것이라든가, 혹은 그 반대로 양방병원에선 잘 모르고 유산될 확률이 없거나 낮다고 했지만, 실제는 유산확률이 높아서 한약 복용 중에도 몇 % 정도는 유산될 수도 있다든가, 미리 언지하고 동의하에 복용을 하도록 해야 할 것이다. 임신 때 진찰은 매우 까다로운 일로 보이지만, 진찰을 잘하지 못하여 그러할 뿐, 허리 아파서 온 환자나 소아의 감기로 내원한 환자나 다 똑같이 오장육부의 상태와 정황을 가진 사람(환자)에 지나지 않는다. 몸의 상태 – 오장육부의 정황 - 를 잘 안다면, 어떤 환자가 오든 무슨 걱정이 있겠는가. 각 환자에 대해서 증상이나 질병의 원인과 상태, 증후와 치료의 예후 등을 분명하게 살펴볼 수 있는 의자가 되어야 하겠다.

환자의 심신 상태를 파악하는 능력을 가지고 그에 따라 합당한 처치를 하는 분이다. 말은 단순하고 당연한 의자의 모습이지만 실제 많지 않다는 것을 알게 될 것이다. 또한 심신 상태를 정확히 살피지 못한 가운데 일어나는 학파, 치료법도 일부분 유행하는 현실이 존재한다는 것도 알게 될 것이다. 눈에 보이는 대중무리의 힘으로 나타난 것만이 진실이 아니니 명의의 좌표에 분명히 '환자의 심신 상태를 파악하는 능력과 합당한 처치를 하는 분'을 새기길 바란다.

3) 임상의 배움을 갖지 않으면 어떻게 될까

과거와 달리 일반 교과적인 진료로 부족하고, 전문화 · 대형화 · 체인화 되는 이러한 현 의료시점에서 개원초년생이 임상능력의 미천함을 그대로 두고 배움을 갖지 않는다면, 어떤 진료를 할까? 행여나 대증요법으로 처방하고 치료함으로써 치료율이 낮고 그저 통증환자나 보신(補身)환자를 위주로 하여 치료할 수밖에 없으며 나아도 왜 낫는지? 낫지 않으면 어떻게 하여 낫지 않는지를 잘 모를 수밖에 없다. 그런데 개원한 한의원 경영까지 어려워지면 한의학 그 자체에 대한 회의와 불신을 가질 수 있다. 혹은 개인 한의원으로 운영할 역량이 부족하니, 프랜차이즈의 광고마케팅과 환자관리시스템으로 환자를 관리하여 성공을 이루어야 되지 않을까라는 식의 도출이 될 수도 있다.

경영으로 성공해도 의사의 의료 내적인 역량의 발전 없이는 의료인으로서의 가치와 긍지에 대해 자신이 스스로 느낄 것이다.

다시 말하지만 내가 축구를 잘하고자 한다면 축구를 잘하는 사람을 찾아 배움을 갖듯이, 도자기를 잘 굽고자 한다면 도자기 장인을 찾아서 배움을 갖듯이, 임상을 잘하려면, 그런 분의 배움과 지도를 받는 데 소홀함이 없도록 해야 한다.

4) 그럼 어떤 사람에게 어떻게 배울 것인가

한 후배가 **학회장이 서울에서 강의를 주로 하는데, 서울까지 오고 가기 힘들고 교육비용도 비싸니 그분에게 배움을 가졌던 다른 분에게 지방에서 강의를 듣고자 하였다. 이런 식의 강의 참관은 나는 반대한다. 배우려면 당연하지만, 가장 잘하는 분에게 배움을 갖도록 해야 한다. 그 이유를 말하지 않아도 잘 알겠지만, 차선책은 어쩔 수 없는 경우에 한정할 뿐, 가능한 배움을 실질적으로 가장 잘하는 분에게 갖도록 해야 한다.

우리가 익히 알고 있는 소문학회, 복치학회, 정리학회, 추나학회, 사상체질의학회, 8체질, 약침학회 등이 있다. 실제로 한 학파의 학문을 이끄는 분이거나 그에 버금가는 분으로 어깨를 나란히 하는 분에게 매달려 직접 수강하는 길이 배움을 진척시키는 가장 빠른 길이다. 임상에는 어떤 명의가 존재하는가? 개원 19년 차지만, 배움이 짧고 지방에 있다 보니, 전국적인 임상명의를 다 알지 못한다. 스스로 찾아

보길 바란다. 나는 대학시절 배원식 선생님을 몇 번 찾아뵈었던 일, 졸업 이후 맹화섭 선생님의 강의를 들어 본 일, 권도원 선생님을 찾아뵙던 일, 이 모두가 단 몇 번의 만남이지만 스승으로서 사표가 될 만한 분들이다. 특히 광주에서 1년쯤 석담 선생님의 강의와 대전에서 2년간 강의를 들었던 우천 박인상 선생님의 강의는 내 마음의 중심에 서 있다. 강의를 지속하지 못한 이유는 석담 선생님은 병환으로, 우천 선생님은 교육을 종결하여서 그러하다. 이분들은 각 부분에 원로이시자 최고였다. 그 외 황인태 선배님(현 강남 다솜한의원장), 지정옥 선배님(현 서울 공항한의원장), 박재수 선배님(현 김포무의도한방병원장) 등이 있다.

한의학계 외 민족생활의학회 장두석 선생님, 김포 무의도 장상철 선생님, 쾌의학 우류료스케 선생님, 전홍준 의사님 등이 있다.

5) 배움의 기간은 어느 정도 필요할까

내가 배움을 가진 경험과 98년 이후 07년까지 부원장과 함께 한의원을 운영했던 경험 등 지난 교육의 경험을 살펴보건대 아마도 4~5년은 족히 필요할 것이다. 그 이유는 스스로 진단과 치료의 오류를 바로잡아 나갈 수 있을 때까지 해야 되는데 그러기 위해선 최소한 4~5년이 소요된다. 서당 개 삼 년이면 풍월을 읊는다고 했다. 예로 수련의와 전문의의 과정은 최소 4년이 기본이다. 하나의 전문분야에 습득이 필요한 시간이다. 배움이 필요한 이유는 부족하기 때문이며, 그 부족함이란 임상에서 자신의 진단과 치료의 오류와 한계를 스스로 점검하고 바로 나갈 수 있는 능력을 함양하는 것이다. 기계도 그러한 것처럼 우리가 완벽할 수 없다. 그래서 자신의 진단 치료율을 평가하고 한 단계씩 올라갈 수 있을 때까지는 지도와 사사가 필요하다.

6) 어떻게 배울 것인가

배우는 방법은 여러 가지가 있겠지만, 한의학은 직접 가르침을 받는 일이 좋은 일이다. 이미 개원하여 폐업하기 어렵다면, 그다음으로 정기적으로 자주 찾아뵈어 자문을 구하고 점검을 받는 일이다. 성장 과정에서 바르고 정확히 전진해 나가고 있으며 어느 정도 성장하였는지 정기적인 점검을 받는 방안이다.

한 친구는 소문공부를 하고자 개원한 한의원을 폐업하고 고향을 떠나 있다가 4년 정도 공부를 하여 다시 고향에 와 개원하였다. 그런 정성과 노력을 해야 학문의 발전이 있다고 본다. 나의 경우, 선배에게 배움을 갖고자 개원한 이후에도 3년 이상 틈틈이 서울로 찾아가 뵈었던 것을 기억한다.

현재는 인터넷 시대이니 화상강의나 임상 연구모임도 있을 수 있다. 다양한 방법으로 배움은 이루어질 수 있다. 무엇이든 마음이 중요하니 배우고자 한다면 어떤 방법이든 다 할 수 있도록 마음을 다져야겠다.

7) 꼭 배워야 할 것이 있다면 무엇일까

임상에서 일반 병의원을 할 때, 환자를 살펴보기 위해서는 첫째, 추나적인 관점이 필요하다. 즉 대한추나학회의 정기교육을 이수하길 권유한다. 그 이유는 한방병의원의 주 환자가 동통, 관절근육계 환자이며 설사 그 원인이 내장에 있다고 하여도, 또한 다양한 내과적인 내장의 질환에서도 마찬가지로, 추나적인 관점이 없으면 올바른 관리와 처치를 하는 데 부족하고 명확한 한계에 머물 수 있기 때문이다. 둘째, 맥진이나 복진 혹은 망진 등 한의학적인 진단법을 익히는 것이다. 이는 임상경험과 밀접한 연관, 즉 일정한 임상경험의 누적이 필요한데 적절한 치료를 위해서는 환자 상태의 이해와 파악이 요구된다. 본인은 망진, 맥진을 위주로 하고 복진을 차선으로 하는데, 복진을 전문으로 하여 진단 치료하는 학회도 있으니 배움을 가져 보길 바란다. 어떤 영역에서 발전을 하더라도 그 발전 가능성의 토대는 결국 진단 영역의 발전에서 가능한 것임을 새겨야 할 것이다.

【주의】

한의학 진단과 치료에서 '정확한 잣대'가 객관적으로 인정된 바가 없다는 핑계로, 오류는 감추어진 채로 거짓이 진실인양 한다. 문제는 이를 배우는 사람들이 있다는 것이며 이로써 확대 재생산된다.

2. 중심을 잡아라

1) 배움에 있어 주체는 자기 자신이다

배움에 있어 주체는 자신이다. 어떤 것을 배우든 배운 자신의 문제이다. 명의이든, 일반 의사이든, 사전이든, 명상이든, 인터넷 글이든 누구에게 어디에서 무엇을 배우든 주체인 나의 문제이다. 누구에게서 무엇을 배우든, 그것이 하찮은 일이라 하여도 진실도 있고 배울 가치 있는 작은 부분이라도 있을 것이다. 어떤 사람에게든 자신이 배우기 나름이다. 우리가 만나는 사람들이 모두 명의는 아니지 않는가? 또한 다 돌팔이들이 아니지 않는가? 결국 배움을 어떻게 가져가느냐에 따라서 습득된 바가 달라지는 것이다. 가르침을 주는 사람보다 중요한 것은 가르침을 받는 자신이니, 얼마나 배움에 대해서 중요하고 소중하게 생각하느냐에 따라 과정과 결과가 다르겠다. 또한 어떤 의도로 배움을 갖느냐에 따라 배움의 현실은 달라진다. 가치와 의도에 따라서 양의(良醫)에게도 아무런 배움을 갖지 못할 수도 있고, 하의(下醫)에게도 좋은 배움을 가질 수 있다.

간혹 스승을 절대시하거나 비판하는 것을 보면 서글픈 마음이 든다. 모든 것은 자신이 하기 나름인데, 좋은 점을 보면 스승이 될 수 있고 단점은 누구에게나 있을 수 있고 보는 입장에 따라 단점이 실제는 오해일 수도 있을 것이다. 또한 우리가 추구하는 것이 생명과 진리이고 절대자는 존재하지 않는 것인데, 한 학문의 부분을 절대시하여 목숨 거는 것을 보면 자신의 참인생은 어디에 있으며, 자주성은 어디에 있는지 안타깝다. 진리가 자유롭게 한다는 것처럼 자신을 스스로 지켜야 되지 않을까 한다.

2) 내용보다 배우려는 의도가 중요하다

학문의 내용과 깊이보다 중요한 것은 배우는 자의 자세이다. 제생인술이라면 장돌뱅이에게도 배울 것이 있다고 했다. 환자의 치료를 위해서는 필요하다면 돌팔이에게 고개 숙여 배움을 청할 수 있는 일이다. 배움을 마음의 중심에 새겨 두고 산다면 주변의 모든 정보들이 해가 갈수록 층층이 쌓이고, 여기저기 흩어져 있던 여러 정보와 이해가 일정시간이 지나면서 하나의 궤로 엮여 하나의 학문적인 관(觀)과 틀을 형성하게 된다.

그러나 자신의 명예와 수입을 위해서 그리한다면 앞뒤가 맞지 않는 일이니 그가 설사 성공을 하여도 그 배움의 깊이는 명확한 한계에 머물러 버릴 것이다. 그것은 우리가 배우는 학문은 생명을 다루는 것이니, 생명의 깊은 이해와 관심(애정)을 갖지 않는 한, 얻을 수 있는 것은 한정될 수밖에 없기 때문이다.

그러므로 학문을 하려면, 스스로 자문해 보아야 한다. 내가 사람을 살리려는 의자가 되려고 배우는 것인지, 아니면 현실에서 잘사는 한 의사가 되려고 배우는 것인지, 혹은 답답한 경영을 타파하기 위해서 배우는 것인지 등등 배우려는 그 다양한 목적에 따라 배워서 나타날 자신의 현실은 다르기 때문이다. 현실은 이렇다. 누구나 명의를 원하는 것은 아니며, 대략 진단 치료하고 적당히 돈을 벌어서 편하게 살고자 하는 의사가 있다. 대중 속에서 우리의 모습이다. 자신이 그런 사람이 아니라고 하여도 자신의 속내가 무엇인지 솔직히 들여다보기 바란다.

3) 무엇을 중심에 두고 배우려고 하는지, 이것이 학문의 근본적인 화두일 수 있다

임상은 배움의 종류도 많으므로 내가 무엇을 배우고자 하는지 먼저 자신에게 대답을 구해야 한다. 여러 학파 및 분야가 존재하는 현실에서 하나의 중심된 것을 마음에 두고 정진해야 그 하나를 이룰 수 있기 때문이다. 여러 강의와 공부를 하다 보면 하나의 중심된 축을 발견하게 되고 그 중심된 축은 자신이 진정으로 배우고자 하는 바, 혹은 이루고자 하는 바 그것일 수 있다. 다만 현실은 백가의 사상을 접할 수 있는 시간과 공간은 한계, 한정되어 있다. 내가 무엇을 배우려고 지금 공부를 하는지, 그리고 그 의도는 무엇인지를 화두 삼아 정진해야 한다. 여러 가지 경험을 하다 보면 결국 하나의 길로 모여 가게 되니 처음 몇 년 동안 여러 가지 공부를 한다면 자신만의 큰 물줄기를 찾게 되리라 본다. 이를 위해서 항상 보다 허심탄회하게 밝고 맑은 마음을 유지하고 분명하고 명확해질 때까지 정진해 나가야 한다.

어떤 한의사는 사업으로 성공하였다. 그런데 의료사업으로 성공한 사람은 현재 극소수에 지나지 않는다. 사업이 학문과 같이 결코 쉽지 않음을 알 수 있다. 예로 프랜차이즈도 하나의 사업이다. 학문보다 사업에 뜻이 있다면 좋은 의료사업을 하여 여러 한의사에게 길을 제시해 줄 수도 있다. 현재 어려운 한의계의 상황을 극복하기 위해서 국민뿐만 아니라 한의사로부터 사랑받는 프랜차이즈가 많아져야 한다고 본다. 즉 성공하는 프랜차이즈를 개발, 운영하는 의료사업가가 필요하다. 사업에 뜻이 있다면 그것도 길이라고 본다.

다만, 사업이 아닌 학문을 한다면 학문에 중심을 두어야 한다. 한 정통학파는 수강생이 지금까지 500여 명을 넘어섰다고 한다. 그런데 정작 정진하는 분은 20명도 채 되지 않는다고 한다. 이는 학문하기가 쉽지 않음을 말하는 것이니, 내가 무엇을 배우고 강의를 들었다고 하여 그 배움이 모두 자신의 것으로 되지 않으니, 배우는 자세에서 차이가 있기 때문이다. 학문에 성공하려면 학문에 삶의 중심을 두고 뜻을 세우고 살아야 한다.

4) 임상의 명의가 필요하다

의업은 책상이나 연구실, 혹은 임상논문의 현실보다는 존재하는 환자의 치료에 있다. 학자도 필요하지만 임상현실에서는 보다 정확히 진단, 치료하는 의사가 요구된다. 또한 한의원 경영에도 성공하려면 임상(환자를 진찰, 치료, 관리, 상담하는 일)을 잘해야 한다. 많은 한의사들이 실력을 갈고 닦기 위해서 졸업 이후에도 열심히 공부하는 경향이 있다. 이러한 자세는 우리 한의계의 미래를 밝게 한다. 다만, 어떻게든 한의원 수입만 올리면 된다고 생각한다면 '돈'만을 좇는 사람이 되고 만다. 돈이 되는 진료 분야에만 집중하다 보면 정작 필요한 의학의 영역에 소홀하게 되어 한의학의 위상과 역할이 오히려 감퇴될 우려도 크다. 의학에 뜻을 두고 정진하면서 배움에 중심(中心)을 둔다는 것은 이러한 것이다. 내가 배워서 환자에게 도움이 되도록 한다는 것이다. 환자의 건강회복과 증진에 도움이 되기 위해서 우리는 배우는 것이다. 보다 더 나은 치료성과를 나타내기 위해서 우리는 배운다. 내가 어느 정도 성과가 표준화되고 정형화되며 분명하게 나타나서 이제 환자 경험 이외에 배움이 필요 없어질 때까지 배움은 지속된다.

한 암전문병원의 한의사는 이런 말을 한다. "우리는 양방대학병원에서 혹은 보건당국에서 암 전문 한의사를 구한다고 하여도 문제이다.”라고 한다. 솔직히 양방의사와 어깨를 나란히 할 한의사가 몇 분이나 존재할지 의문시되는 현실이다. 암분야만 그러한가? 여러 질환에서 전문분야로 접근하여 그 분야에서 양방의사의 진단치료와 견주어 어깨를 나란히 할 분이 얼마나 많을까 생각해 본다. 많은 한의사들이 명의가 되어 각 지역에서 보다 나은 치료성과로써 진료를 해 나갈 때 한의학의 미래는 밝을 수밖에 없다고 본다.

5) 자신이 잘하는 것에 중심을 두어야 성공한다

각자마다 자질이 조금씩 다르다. 어떤 이는 추나요법을 누구보다도 잘할 수 있다. 어떤 사람은 특정 질환(예로 비염, 비만, 관절, 혈압, 암 등)에 관심과 주의가 많아서 그 분야에서 탁월할 수 있다. 또 다른이는 진단에서 복진에, 어떤 이는 맥진에 더 자질이 있을 수 있다. 나는 나보다 맥진을 잘할 수 있는 자질 있는 후배를 본 적이 있다. 하지만 그는 거기에 뜻이 없는 것 같아 안타까웠다. 그를 보면서 세상에 재주를 주었지만, 그 재주를 쓰고 쓰지 않고는 결국 자신이 결정할 문제라는 것을 체험하게 되었다. 그런데 자신의 이런 장점을 두고 잘못 하는 부분에 집중하면 어떻게 될까? 어찌 되었던 자신이 원하는 바대로 일은 진행되기 마련이다. 원하는 바대로 진행되는 데 있어 보다 성과적으로 일을 이루려면 내게 중심이 와 있어야 한다. 자신의 에고와 이익을 위해서라기보다는 자신의 넓은 참된 자아에 중심을 두어야 한다. 그래야 정말 내가 어떤 재주와 재능을 갖고 태어났으며 이를 바탕으로 정진해야 할지 알게 된다. 자신의 부족하고 미흡한 면을 보강하고 극복할 수 있는 학문적인 성역을 찾고, 또한 더 중요한 것은 자신이 발전시켜 나갈 부분에 중심을 두어야 한다. 모든 일의 영역에 의해서 포인트는 언제나 자신이 원하는 바에 귀결되도록 해야 한다.

6) 정도에 중심을 두어야 한다

배움이 짧으면 이것도 저것도 옳게 보이고 무엇이 진짜이며 더 중요한 내용인지 모를 수 있다. 포장과 회원 수에 의해서 선택될 수 있다. 어쩔 수 없는 현실이다. 다만, 길을 가다 그 길이 아니라는 판단이 서면 그 길에서 벗어나야 한다. 사이비종파에 빠져드는 이유는 교조의 잘못이 아니라 빠져든 나 자신의 어리석고 나태함에 있다. 발전된 모습을 보이려면 어떤 것을 배워도 옥석을 가려서 이루어 내야 한다. 모든 것은 본질에 합당한 순리로 접근해 나가야 한다. 내가 조금 부족하다고 하여 되지 않는 교주에 인생의 사활을 거는 우를 범하지 않도록 해야 한다. 어떤 부분에 조금 낫다고 하여 그것이 진리이며 전체가 될 수 없고 또한 우월하거나 우수하다고 할 수 없다. 의업의 모든 분야에서 상대적으로 나아야 하고 우수해야 한다. 일평생 하는 공부인데, 배움의 가치는 그래야 되지 않겠는가?

개원의 성공 비결은 한 가지로 말할 수 없다. 현실은 여러 가지가 충족되어야 이룰 수 있는 것이다. 다만 가장 중심된 것은 바로 이것이다. 정도에 중심을 두라는 것은 거짓에 빠지지 말라는 것도 포함된다. 학문에 무슨 거짓이 있느냐 하지만, 한의학은 정확한 진단치료가 객관적이고 공개적으로 입증되지 않아 하나로 통일되지 않았기에 여러 자신의 주장이 뒤섞여 있다. 임상 경험이 누적되었거나 학문의 공부가 어느 정도 된 사람은 옥석을 가려내고 진위를 판가름하여서 강의를 들을 때 분별하여 습득하지만, 그렇지 않으면 그 전체는 마냥 다 옳은 것처럼 생각할 수 있다. 이런 점에서 책을 집필하거나 강의를 하는 사람들은 스스로 자중하고 조심해야 한다고 생각한다. 그러나 되지 않은 일부 글과 내용으로 종파의 일인자로 군림하는 사람도 있으니, 이것이 한의계의 한 모습이기도 하다.

【나의 경험】

나는 얼마나 배움의 세월이 필요했을까? 졸업 이후 개원하여 5년간은 매주 2, 3회 이상 밤 12시경에 집에 들어갔다. 그때 나의 목표는 '환자에게 떳떳한 의사가 되는 것'이었다. 내가 진단하고 치료가 어떻게 될지 정확히 잘 알지 못했다. 그래서 약을 단 한 사람에게도 제대로 권하지 못했다. 그러하기를 개원 이후 5년이 지나서야 자신 있게 치료를 권유할 수 있게 되었다. 그리고 개원하여 8년이 지난 00년이 되어서야 외부로 배우러 다니는 횟수가 줄었다. 즉 앎과 터득으로 인해서 머리 숙여 배우려는 마음이 줄어들었다. 아마도 나는 늦깎이 공부를 한 셈이다. 참된 배움은 대학을 졸업한 이후에 이루어졌기 때문이다. 새벽 2, 3시에 일어나 공부하게 된 것도 96년 전후부터 00년도 전후까지이다. 배움은 지속되지만, 솔직히 그때부터 애써 배우려 하지 않았다. 하지만 병원을 개원한 해(2008년)에도 17회에 걸쳐서 매주 서울을 왕복하면서 사상의학강좌를 수강하기도 했다. 지금도 여전히 필요하면 배우러 다닌다.

7) 마음에 중심을 두고 산다는 것

한 학문을 중심에 두고 산다는 것은 이러한 것이다. 하루하루 인생을 살면서, 매일매일 진료를 하면서 내게 관심 있는 그것을 중심에 두고 산다는 것이다. 모든 부분에서 그 하나를 중심에 두고 정진해 나간다는 것이다. 그러할 때 모든 공부와 습득된 내용은 그 하나를 위해서 존속되며 연관되며 배속된다. 예로 생명현상을 잘 이해해야겠다고 결심하면 삶의 모든 시간에서 일어나는 모든 일들을 생명현상과 연관하여 생각하는 것이다. 추나 강의 중에 강사가 말하길 지하철에서 서 있고 앉아 있는 사람들의 자세를 보면서 어떤 부분에 어떤 문제가 발생할 수 있겠는가를 생각해 보곤 했다고 한다. 지속적인 관찰과 생각, 누적된 경험은 어느 누구도 따라올 수 없는 경지를 갖게 한다. 자세를 보면 그 사람의 추나적인 문제점을 바로 알 수 있게 되어 가는 과정을 눈여겨볼 필요가 있다.

망진과 복진, 맥진을 통해서 진단해 간다면 환자 한 사람, 한 사람 모두를 살펴볼 때, 망진 - 복진 - 맥진으로 이어진 병증 및 심신의 상태를 연관되어 알 수 있을 것이다. 그래서 누적된 경험 속에서 보는 망진만으로도 환자의 복진, 맥진, 병증, 심신 상태를 유추해 낼 수도 있을 것이다. 어떤 하나의 신호와 증표, 어투, 몸짓만으로도 그 사람이 어떤 마음과 심신 상태에서 비롯되는지를 추정할 수도 있을 것이다. 어떻게 그런 경지에 이르는가 할 때, 그 또한 한 계단 한 걸음으로부터 출발되었지만 모든 것을 하나의 중심에 두고 곁눈질이나 샛길 없이 오직 하나로 정진해 왔다는 것을 의미한다.

3. 환자와 진리에 의지하라

1) 임상환자를 진찰하면 책과 강의에서 익힌 것과 조금 차이를 느낄 수 있고, 어떤 경우는 전혀 다른 느낌과 견해, 방향을 접하기도 한다. '이것이 아닌데'라고 생각할 수도 있다. 그럴 수밖에 없는 것이 책과 강의는 보편적인 것이며 설사 개별적이고 개인적인 내용이라고 하여도 그 말의 의미와 뜻하는 바가 실제적으로 내 앞에 있는 사람이 아니기에, 같이 적용하기에는 어려울 수 있다. 예를 들면, 심허의 증후가 사람마다 다 차이가 있고, 같은 소음인 체질의 보중익기탕증도 각자 차이를 두며, 현대적인 병명인 만성 위염에서도 각기 다른 차이를 두고, 같은 체질의 같은 나이에 같은 직업과 같은 체형에 같은 병증, 병명이라고 하여도 각 사람에게는 차이를 둔다. 유전적인 그리고 환경적인 그리고 심신적인 차이는 사람마다 개개인별 차이를 만들어 낸다. 그러한 차이를 살피고 감수하면서 상태 파악과 치료 방향과 예증을 한다. 그러므로 직접 보는 환자를 잘 살펴보아야 한다.

우리가 공부하는 목적은 환자의 건강을 위해서이다. 다시 말해 학문의 목표는 학문 자체에 있지 않고 스승이나 학자, 선배에게도 있지 않다. 환자의 건강성 회복, 인류의 건강증진에 있다. 그래서 보다 환자를 우선시하고 그 무엇보다 중시해야 한다. 환자의 실제적인 상황, 증후를 중시할 때 우리는 환자의 치료에서 진단기기로 나타나지 않은 상태를 놓치지 않을 수 있다. 이는 단순하게 보이는 원칙이지만 실제 임상에서는 쉽지 않은 일이다. 환자의 주소증을 잘 새겨듣지 못하여 진찰해야 할 부분을 놓치는 우를 범할 수 있다. 그 이유는 환자에게 나타난 증후, 증세 그 자체보다 알려진 보편타당한 질병의 지식이 더 옳다고 생각하여 거기에 주의와 관심을 더 가지고 있기 때문에, 실제 상태와 정황을 세밀히 살피는 데 있어서 그것을 놓치는 우를 범하는 경향이 있다. 다시 반복해서, 환자의 증세보다 지식으로 형성된 병명이나 병증을 우선시함으로써 환자의 실제 상태를 놓칠 수 있다. 환자가 고통과 괴로운 증상을 호소하더라도 정확한 병명을 진단하지 못하면 별다른 처치를 하지 못하는 경우가 현대의학의 대표적인 예라 할 수 있다. 우리 임상한의학은 환자를 의료기기보다는 망문문절로 진단하기 때문에 실제 환자의 정황을 놓치는 경우가 적지만, 현대 양방의학은 병명이 진단되지 않으면 치료를 못 한다. 상대적인 의미이지만 우리 한의학도 최근 들어서 이러한 시대상황을 반영하여 병명으로 환자를 파악하고 재단하려는 분위기가 팽배해지고 있다. 실제 존재하는 환자의 심신 전체 상태에 근거하여 진단 치료할 때, 오류가 적어지고 보다 나은 성과의 한의학적인 치료를 보일 수 있을 것이다.

2) 의학은 지식의 한 부분이다. 그러나 거기에 머물러서는 안 된다.

지식은 진리의 한 부분이며 진리를 찾는 하나의 도구가 될 수 있다. 그러나 언제나 그런 것은 아니다. 오히려 한정된 지식이 진리와 진실을 왜곡하는 경우도 있다. 환자의 진료를 진행해 나갈 때 의학의 지식보다 더 중요한 것은 보편타당한 진리이다. 지식을 우선시할 때 일어나는 일이 무엇일까? 모두는 아니지만, 자연과 생명의 도를 어긋나게 할 수도 있다. 즉 의학의 일부분은 진실이나 진리에 어긋날 수 있다. 예로 건강보다 치료를 우선시할 때, 몸과 건강에 해를 끼친다고 하여도 치료에 도움이 된다며 독한 약을 사용할 수 있고 일부 조직을 훼손할 수도 있다. 이러할 때 우리는 지식에 쌓여 진짜 존재하는 진실, 진리를 놓칠 수도 있다. 현대 생명공학은 이런 우를 범할 높은 위험성을 지니고 있다. 영화 <아일랜드>는 그의 대표적인 예이다. 자연 섭리상 생명이 생명을 낳고 생명은 어떤 조건하에서도 가능한 한 생존하고 번영하려고 한다. 생존은 생명의 1차적인 목적이고 가장 강인한 생명활동이다. 넓게는 생존 그 자체가 생명활동의 목적이다. 또한 하나에서 시작하여 번영을 이룬 지구 위의 모든 생명체를 통해서 볼 때, 조합과 공유는 가능할 수 있다. 이것은 과학의 힘이 아니라 원래는 생명이 가진 근본적이고 원초적인 힘이다. 예를 들면 동물과 인간, 인간과 식물까지도 서로 일부 합일되는 창조가 가능할 수 있다. 그리고 현재 실험실에서 일부 성공하고 있다. 그런데 우리는 진리, 진실을 도외시한 채 이러한 국소적인 부분의 합과 효과로써 전체를 평가하려 할 수 있다. 그래서 오늘날 의학은 국소적인 부분에 너무 치우친 나머지 전체를 놓치는 경우도 많아지고 있다. 이에 대해서 이의제기와 반론은 많이 있어 왔지만, '난치병 환자에게 희망'이라는 허울 좋은 미명 아래 생존의 가치와 의미가 첨단생명공학에 의해 제단당하고 있다. 정말 이것이 진실인 양 한다. 최첨단 건물과 의료장비, 쾌적한 시설과 최고의 의료진으로부터 치료하는 것이 항상 진실일 수는 없는 것이 오늘날 의료현실이다. 현대 의학이 본질적으로 생명의 이치와 원리를 생각하지 않는다는 점을 떠나서 국소세포나 현상만 보고 전체 심신건강 상태를 놓침으로써 일어나는 일이다.

예를 들면 대중화되어 버린 혈압과 당뇨질환이다. 혈압과 당뇨는 원래 유전성이 아니라면 근치될 수 있는 질환이고, 유전성이라고 하여도 조기에 발견하면 가벼운 상태에서 멈추어 설 수 있다. 그런데 임상에서 보면 대부분 부작용이 염려되는 대증요법의 약물치료만 시행할 뿐, 그 외 근치요법이나 자가 관리치료를 시행하지 않는다. 즉 근본원인 파악과 그에 따른 치료는 도외시한 채, 한 번 발생된 질환을 평생 치료 관리해야 한다고 한다. 상태를 유발하는 심신의 상태, 가족관계나 직장관계를 파악하는 일이란 거의 희박하다. 다시 말해서, 하나의 병명만 보았지 다른 증후, 병증, 전체를 파악하지 못하며 설사 병증이 보인다 하더라도 그 치료에 있어서 대증약물만으로 해결하려 한다. 그리하여 오늘날 50대가 넘어선 사람들이 몇 가지 혹은 십여 가지의 혼합된 약물을 처방받아 복용하는 경우가 허다하다. 당뇨약, 혈압약, 신경통약, 순환개선제, 안정제, 소화제, 제산제 등 다양하다. 한 몸에서 일어나는 하나의 증후를 여러 가지 병명으로 하여 따로따로 대증요법의 약물처방을 함으로써 환자는 여러 병명을 가진 사람으로 존재하고 실제 건강증진과 질병치료는 이루어지지 않는 우를 범한다.

이러한 현상이 현대의학에서만 주류를 이루고 그러할까? 우리의 모습 또한 이와 같아지는 현실에 놓여 있다. 전체를 보는 눈과 진리, 진실에 접근하는 노력과 힘, 연구가 부족하면 날이 갈수록 현 의료의 대증치료시각에 빠져들 가능성이 높다.

3) 우리가 배움을 갖는 것은 스승의 몫이 아니라 각자의 몫이다.

내가 미천한 것은 나의 미천함이며 내가 성공한 것은 스승을 두었기 때문이다. 즉 배움의 과정을 성공하는 것은 1차적으로 스승을 잘 두어야 하며 2차적으로 자신의 노력 여하에 따라 달라진다. 스승이 모든 것을 다 알 수 없고 할 수도 없으며 다 가르쳐 줄 수도 없는 일이다. 예로 어떤 책이라고 하여도 내 앞에 와 진찰을 기다리는 한 사람의 상태를 다 이야기한 책은 하나도 존재하지 않는다. 오직 존재하는 것은 존재하는 것 그 자체일 뿐이다. 그러므로 환자에게 의지하고 환자 전체 상태를 볼 수 있어야 한다. 보는 눈을 의학에서 갖되 이를 활용하는 것은 나의 수련된 시각이다. 그 시각에는 진실을 탐구하는 자세와 노력, 정성이 녹아 들어가 있는 것이다. 왜 저분은 보이는데 나는 보이지 않을까? 그것은 그 분야에 관점과 시각의 차이에서 일어나는 일이고 그 분야에서 정성된 마음과 그에 맞는 심혈을 기울인 노력이나 경험의 차이 때문일 것이다.

4) 책과 강의와 지식에 의거하여 환자를 볼 때, 환자를 놓칠 수도 있다.

임상에서 병원을 하면서 입원환자를 보게 되는데 환자 그 자체를 봐야 하지 병명에 묻혀 본다면 환자는 너무도 단순하고 명확해질 수도 있다. 그러나 임상에서 그리하면 환자는 기계적인 평가와 치료도 그 수준에 머물러 버린다. 환자 개인에 따른 상태와 변화 추이를 보면 각 환자는 각양각색의 상태를 보여 준다. 이러할 때 처치는 동일하게 되기보다는 같은 병명이라고 하여도 다르게 이루어질 수 있다. 문제는 환자 자체이지 환자의 병명이 아니다. 환자의 증후, 증상을 야기하는 심신 상태와 유전적인 상황을 파악하는 것이 치유의 성과를 가름하는 시금석이 될 수 있다. 이는 바로 앞 진찰의자에 앉아 있는 환자를 직접 살펴봐야 알 수 있는 것이다. 볼 수 있는 눈을 키워야 한다.

4. 의사로서 본분을 지켜라

'광주에서 09년도에 **시술한의원으로 몸살을 앓았다. 한 **시술전문한의원이 있는 지구에선 근처 한의원들이 나서서 형사고발을 하기에 이르기도 했다.'

너무도 당연한 일이지만 요즈음 의사의 본분을 지킨다는 것이 쉬운 일이 아니다. 주변 환경이 좋지 않아졌기 때문이다. 유혹의 손길도 적지 않다. 위의 경우도 마찬가지이다. 또 환자의 권리와 이해 요구가 높아진 것은 한편으로 바람직한 일이지만, 다른 한편으로는 의사가 소신진료를 하지 못하게 되고, 방어적인 진료를 취하도록 만든다.

한의원을 운영하는 입장에서 지금 한의계를 보았을 때 몇 가지 어려움을 살펴볼 수 있다.

1) 한방 의료서비스 시장의 위축
2) 한약의 간독성에 대한 의심
3) 개원가의 경영 어려움
4) 대체의료시장의 확대에 따른 한의계로의 침범
5) 자본 및 유사의료업자의 의료계 진출
6) 프랜차이즈의 증대
7) 대형화 한의원
8) 한의사 공급 증대
9) 양방의사의 한의학, 한약 폄하

전체 의료서비스에서 한방이 차지하는 비율은 과거 10년 전보다 오히려 줄어들었으며 한방 의료 총액도 한의원 증가율에 미루어 보았을 때 조금씩 낮아지고 있다. 즉 개원가가 어렵다는 것이다. 그리고 갈수록 악화될 가능성도 높다. 그러한 이유가 한의사의 공급 과잉도 원인이지만, 양방의사의 한의학, 한약 폄하에 의한 한의학으로의 접근이 위축되는 것도 문제가 된다. 이에 따라 한의계는 프랜차이즈와 대형화, 혹은 대중적인 요구에 맞추어 특화진료(비만, 피부, 소아 등)를 통해서 돌파구를 찾는 과정에 있다. 이런 상태에서 한 부분에서는 불법적으로 한의사를 고용하려 함에 따라서 의료시장의 변화가 일어나고 있다. 또한 환자는 여기저기 의료 쇼핑을 하기도 하고, 이 병원에서 얼마나 잘 치료하는지 평가해 보기도 하며, 단 며칠 내 금세 좋아지지 않으면 의사에게 항의 발언도 서슴없이 하고, 의심의 눈으로 보는 경우도 있다.

이러한 어려운 주변 환경에서 왜 의사는 본분을 지켜야 할까? 그것은 무엇보다 우리는 생명을 직접 다루는 직업이기 때문이다. 설사 연구실과 실험실에서 벌어지는 좋지 않은 문제-예로 실험의 조작-가 있다고 하여도 직접 인체와 생명에 영향을 미치지는 않지만, 사람의 건강과 질병을 다루는 우리는 비양심적인 진료를 할 경우에 미치는 피해는 환자에게 직접 나타난다. 예를 들어 비만치료에서 체질과 무관하게 마황제를 오남용할 경우에 미치는 피해라든가, 성장치료에서 성장지진아가 아니거나 혹은 성장을 멈춘 상태에서 장기 복용하는 한약은 그 비용지출 부담을 환자 보호자가 감당하게 되거나, 간혹 중한 암환자 치료의 경우에서 진단 치료할 역량이 되지 못한 의사들이 상업성으로 과잉진료를 시행하는 경우라든가, 불임이나 틱, 간질, 기타 만성적인 질환 혹은 고혈압이나 당뇨의 특정질환 치료에 대해서 진단 치료할 역량을 지니지 못한 의료진이 시스템을 가지고 전문화라는 표방을 통해서 환자유인을 하는 경우 등등에서 그 피해는 환자 및 보호자에게 직접 미친다. 또한 비양심적인 행위의 지속으로 인해서 국민들로부터 한약, 한의학의 신뢰성은 저하되고 의심받게 되며 등을 돌리게 되는 직접 원인으로 작용할 수 있다. 문제는 단기적으로는 자신의 배는 채울지는 모르지만 중장기적으로 자신 및 주변 그리고 후대, 한의학, 한의사에게까지 막대한 피해를 줄 우려가 있다.

의사의 본분은 자신이 잘 아는 부분을 치료의 주안점으로 삼아 자신이 잘 모르거나 다른 병의원이 잘 치료한다면 그쪽으로 환자를 의뢰할 수 있을 정도가 되어야 한다. 설사 형편상 그럴 상황이 아니라면 묻고 연구하여 최선을 다할 자세가 되어야 한다. 전통한의학이 가진 장점을 그대로 살려서 치료에 임할 때, 지금 당장은 눈에 띄게 번영하지 않을지 모르지만 하나씩 쌓여 가는 환자의 신뢰에 의해서 쌓이는 신뢰의 탑은 무너지지 않는 상아탑이 되어 장기번영의 토대가 될 수 있다. 또한 자신 한의원의 성공은 다른 한의원에 영향을 주니 한의학의 성공과 성과가 여러 한의사의 귀감이 될 뿐만 아니라 한의학에 대한 대중적인 신뢰도를 높이는 결과를 가져와 주변 한의원의 이용률 증가를 가져오게 한다. 현재 환자가 가벼운 마음으로 자신의 한의원을 찾는 초진 환자는 원장이 성실하고 잘해서 그럴 수도 있지만, 주변 전체 그리고 선배 한의사들이 그동안 성실한 진료로 한의학의 이미지를 국민에게 심어 주었기 때문에 가능한 일이다.

이러한 실례를 들어 보겠다. 광주외국인노동자 한방진료실의 환자 수요층 변화 추이이다. 매주 일요일 오후진료를 하는데, 10여 명의 한의사들이 교대로 진료에 임하고 있다. 09년노는 서로가 다소 주의를 두지 못하여 성과가 미흡하여 일 내원 평균 환자가 10명 전후에 불과하여 주도하는 양방의사 측으로부터 한방진료실의 폐쇄 논의까지 나왔다. 그런데 불과 4~5개월이 지나 올여름에 이르러서는 일평균 20~30명의 환자가 진료를 원하게 되었다. 이는 참여 한의사들이 스스로 자숙하고 마음을 가다듬고 2~3개월에 한 번씩 자신이 진료할 때마다 성실하게 진료한 결과였다. 우리가 각자 한의원의 진료를 보다 성실하게 전개할 때, 전체 한방진료가 발전할 가능성을 보여 주는 예라고 하겠다.

나아가 한의사의 본분은 무엇인가 생각해 본다. 온고이지신(溫故而知新)이 필요한 것이 우리 한의학이다. 전통적인 가치와 의미를 잘 보존하고 계승하며 오늘날의 실정에 맞게 발전시켜야 할 의무와 역할이 우리에게 있다. 최근 들어 한의원 경영이 어려운 경우가 많아 단시간 내에 배워 바로 실전에서 사용하여 경영에 도움이 되는 강의가 홍수처럼 유행하는데, 그러한 것 또한 사실상 필요한 실정이다. 다만, 전통적 가치의 학문이 다소 관심 밖으로 밀려나고 극소수 사람만이 관심을 두는 현실에서 한의학의 미래는 어디에 있을까 생각해 본다. 흔히 의료의 전통적인 범주보다는 돈이 되는 의료서비스 측면의 외관부분인 성장, 비만, 피부 등에 집중하는데 이 영역에서도 전통한의학적 가치와 의미가 퇴색되지 않도록 한의학적인 내용이 깊이 스며들어 재창조돼야 한의학의 미래가 밝다고 본다. 어떤 진료영역에서도 마찬가지이다.

5. 가족을 소중히 여겨라

이 내용은 그 무엇보다 첫째일 수 있다. 왜냐하면 가족을 잃고 나면 얻은 것은 아무것도 없기 때문이다. 여러분이나 저나 허준처럼 대의나 명의가 아닌 이상, 명의가 되어 성공하여도 결국 일대의 성공이며 명의이다. 그런데 만약 그런 명의와 성공을 위해서 가족을 희생하여 가족으로부터 소원해지고 파탄에 이른다면 그 성공과 명의는 무슨 가치가 있을까? 실제는 다 부질없고 헛된 것에 불과할 수 있다. 왜냐하면 그런 일이란 다른 어느 한의사가 할 수도 있는 일이지만, 정작 자신의 가족은 자신이 아니고는 누구도 대신하여 일구어 낼 수 없고 대를 이어 이루어 가는 거대한 흐름 속에 있기 때문이다. 가족을 소중히 한다는 것은 가족을 위해서 우리의 삶이 존재한다는 것을 의미한다.

그럼 나는 어떤가? 나는 잘하고 있는가? 그렇지 못하다. 지금까지 막힘없이 써 왔는데 이 대목에서는 쓰기 어려워 버벅거리며 머물러 있는 시간이 2주를 지나고 있다. 중요하여 논외로 지울 수 없고, 잘하지도 못하는데 논해야 하기 때문에 곤란한 지경이나, 이처럼 더욱 피부로 절감하여 충고하는 마음과 반성하고 다짐하는 자세로 글을 적는다.

1) 자신의 몸을 돌보기

잘 알고 있겠지만, 자신의 몸을 돌보는 것은 자신만을 위한 일이 아니다. 그러하기에 더 소중한 것이다. 간혹 30, 40대의 젊은 나이에 요절하는 한의사를 본다. 그러 할 때 그 가족은 어떻게 되겠는가? 우리가 건강해야 하는 이유는 단지 나 자신만을 위해서가 아니라 내가 속한 가족, 사회에서 보다 책임지고 건강하게 삶을 살기 위해서 필요한 일이다. 마찬가지로 내원하는 환자 한 사람의 건강회복은 그 환자뿐만 아니라, 그 가정에 행복을 되찾아 주는 일이 될 수 있다. 몸을 돌보는 일은 누구보다 의료인 스스로 잘 알 것 같지만 의외로 소홀히 하여 어려움에 처한 경우가 간혹 있으니 자중하여 몸 관리를 해야 할 것으로 보인다.

2) 자신의 가족 돌보기

자신의 가족을 돌본다는 것은 가족의 건강과 함께 화목하고 행복하게 살기 위한 터전을 만들고, 각자 자신의 역할을 충실히 할 수 있도록 여건을 만들어 가는 일이라 본다. 핵가족사회에서 부모로서 자신의 역할을 소홀히 할 경우, 자녀들은 예의와 절제성이 떨어지게 되고 방만하거나 산만해질 수 있다. 갈수록 늘어가는 IT 정보 오남용 속에서 자녀가 바람직하게 성장한다는 것은 결코 쉬운 일이 아닐 것이다. 부모가 중심을 잡고 흐트러짐 없이 생활해 나갈 때 자녀도 그러 할 것이라 본다.

3) 가족을 우선시하기

사회생활을 하다 보면 여러 모임활동을 할 수 있다. 그런 모임을 중시할 때 가족을 소홀히 할 수 있다. 오바마 대통령이 과거 상원시절 중요한 법안 처리를 하지 않고 하와이 집으로 달려갔다고 한다. 이를 문제 삼자, 정직하게 오바마 의원은 자녀가 크게 아파서 그런 것이라고 해명했으며 다시 그러한 일이 발생하더라도 어쩔 수 없이 그리할 것이라고 말했다고 한다. 우리 사회에서 보는 관점과 완전히 다른 모습이다. 사회적인 역할도 중요하나 그 사회적인 역할은 바로 가족을 위해서 존재하는 것임을 보여 주는 사례라 하겠다. 미국 시민은 그를 이해하고 적어도 비판하지 못했다. 우리 사회는 좌우, 여야를 떠나서 다수라는 명목 아래 소수의 희생을 강요하는 분위기가 강하다. 특히 이런 흐름은 성공을 위해서 가족은 뒷전인 경우가 흔하다. 나 또한 그리하였다. 공부를 한다고 결혼 초 4년 동안 거의 매주 3, 4회는 밤 12시가 넘는 날이 많았다. 가족을 소중히 한다는 것은 내 의념과 생각뿐이었고 실제는 그렇지 못했던 것 같다.

4) 효(孝)를 다시 생각하기

부모를 잘 모시고, 부모의 말과 뜻을 거스르지 않고 잘 대해 주는 것이 효라 생각할 수 있다. 그래서 간혹 결혼 이후 부모를 모시거나 모시지 못하니 부모 집 근처로 이사를 하여 자주 찾아뵙거나 혹은 조금 떨어져 있으면 매월 1, 2회 이상 찾아뵙고 같이 시간을 보내는 경우를 본다. 나 또한 그리하였다. 하지만 더 중요한 것이 있다. 바로 부인에 대한 배려와 자녀의 양육이다. 자신의 자녀를 잘 양육하는 것이 바로 진짜 효이다. 흔히 말해서 입신양명(立身揚名)하는 것이 효이다. 이것이 자신의 가문을 빛내고 발전시키는 것이다. 이러할 때 부모의 뜻과 말을 그대로 받아들일 수 없는 일이 있으며 때론 거부하거나 하지 않아야 할 일도 있다. 어떤 요구라도 그대로 받아들이다가 오히려 마지막에는 친부모나 가족관계가 어긋나서 불협화음 속에 사는 경우도 있다. 효를 하려 하다가 마지막에는 가족, 친지관계가 어긋난 경우가 흔하게 있으니, 무엇이 효라 하겠는가? 임상에서 효에 대한 어긋난 의리로 말미암아 고통을 받는 경우를 수없이 많이 본다.

그리고 부부가 화합하는 것이 중요하다. 우리는 유전적으로 여성의 경우, 시댁에 대한 강한 기피증이 심각한 수준으로 새겨져 있음을 본다. 거의 매일 시댁과의 문제로 고민하고 울화병 상태에 놓인 여성을 볼 수 있다. 또한 가족관계에서 발생한 암 그리고 이와 같은 중병도 흔하다. 효의 문제를 바로잡지 않고서는 어긋난 가족관계, 시댁기피증은 계속해서 유지될 것이라고 본다. 자신만의 입장에서 부모를 보지 말고, 서로 하나 된 입장에서 각자의 처지와 의견을 이해하고 받아들여서 각자의 조건에 맞게 시댁, 친정과의 관계를 설정해야 할 것이라 본다.

덧붙여 과거부터 지금도 가족 간의 돈거래로 말미암아 끝내 문제가 야기되는 경우를 본다. 가족애로 말미암아 시작된 가족의 요구를 거절하지 못하여 보증을 선 이후 나타난 문제는 돌이킬 수 없는 가족이산, 해산을 가져올 수 있다. 어떤 경우라도 가족 간에는 돈을 거래하지 않는 것이 상책임을 새겨야 할 것이다.

5) 인내하기

오늘날 보통 평범한 부부관계는 어떤 상황일까? 인류가 지구 상에 존재하는 2천만 년(?)의 역사상 가장 바쁘고 빠르게 변화하는 시대상황에서 우리의 부부관계도 최고의 적응을 보이고 있다. 급증하고 있는 높은 이혼율은 원만한 부부관계를 유지하기가 얼마나 어려운지를 보여 준다. 결혼 이후 부부들에게 "정말 당신은 행복하고 원만한 부부관계를 유지하고 있습니까?"라고 물을 때, 자신 있게 대답할 부부는 몇%나 될까? 현실에서 화합하고 행복한 부부관계를 유지하기란 쉽지 않은 일이다. 화합하고 행복하기 위해서 성격과 시대에 대한 견해의 차이를 극복하고 원만하게 유지하기 위해서 첫 번째 덕목이 무엇일까? 그것은 아마도 양보와 인내일 것이다. 부부가 서로 먼저 한 발 양보하고 인내하지 않으면 많은 반목과 갈등의 소지를 잃고 있는 것이 오늘날 현실이다. 이는 시대상황의 변화속도에 따라 이제는 기후변화에 따라 변화하는 신체리듬의 변화로 말미암아 각자 체질과 상태에 따라 적응의 차이를 보이기에 서로 간의 이해를 위해서 서로의 의견과 주장에 대해서 다소 한 발짝 뒤로 물러서 경청하고 배려하며 인내하는 힘이 요구된다. 만약 이를 부인에게만 요구할 경우, 잠잠한 호수처럼 보이지만 끝내 파경에 이를 수 있는 암초를 지는 상황이라고 보겠다. 서로가 각자 인내하는 자세를 가져야만 원만한 가정이 유지될 시대적 상황에 놓여 있는 것 같다.

6. 수련의 및 전문의에 응시하길

후배들을 보다 보면 간혹 당혹스러운 경우를 접한다. 굳이 수련의, 전문의를 마쳐야 하냐는 것이다. 졸업 이후 임상가에서 부원장으로 근무하다가 배움을 갖고 개원해도 되지 않느냐는 안일한 생각을 하는 경우를 본다. 과거 명의의 모습을 떠올리면 진문의기 아닌 것으로 생각하는 듯하다. 몇 년간 대학과정에서 바라본 한방임상의 시각을 바꾸기에 쉽지 않은 현실적인 어려움이 있다. 의대라면 당연한 과정으로 여길 것인데, 한의학은 아직 제도에 대한 인식이 정착되지 못해서 그렇다고 본다. 그 이유는 현재 개원가의 선배들을 보면 성공하거나 잘하는 사람들이 전문의, 박사가 아닌 경우를 쉽게 볼 수 있기 때문일 것이고, 환자들이 한방전문의를 요구하거나 전문의라고 하여도 영역이 아직 충실하지 못하다고 생각하기 때문일 것이다. 그러나 이는 지금 당장 보이는 표면적인 일면의 현실만 보고 있는 것은 아닌지 우려된다. 전문의제도는 고작 10여 년도 채 되지 않았고, 나의 때(85학번)만 해도 전문의제도는 없었던 것으로 기성세대들은 전문의를 이수할 수도 없었다. 즉 과거 삼국시대에서도 있었던 전문의제도가 최근에 부활한 것이기에 기존 개원가는 전문의를 취득하지 못했던 것이며, 이로써 임상선배를 전문의와 일반의로 구분하여 볼 수 없는 입장이 있다. 또한 한의학이 심신일여로 유기체적인 생명관으로 부분을 보더라도 전체를 보고 치료해 왔지만, 그렇다고 하여 일반의로 존재한 것이 아니라 원래 삼국시대부터 천 년 이상 전문의가 존재해 왔던 역사성을 분명하게 인식하고 기억하기 바란다. 또 지금은 전문의제도가 활성화되어 매년 배출되고 있으며 이들의 활동은 각 분야에서 우선순위를 점유하고 있다. 예를 들어 병원급에 근무를 하거나, 양·한방 통합의학, 보건의료기관, 연구소 등에 근무할 시 우선 혹은 기본 자격 요건에 해당되고 있다. 그리고 일선 개원가에서 일고 있는 프랜차이즈, 전문화에도 부합된다. 당연한 것이지만 그에 따른 급여의 대우도 다르다.

현재 한의학은 학문으로서 서양과학의 기준 잣대에 부합하게 과학화, 전문화를 요구받고 있다. 각 부분 부분에서 하나씩 연구 성과를 이루어 내야 하는 과제를 안고 있다. 오늘날 우리가 겪은 한의학의 폄하공세에 위축된 상황이 현실인데, 한의계가 적극적인 대처를 못하고 또한 그런 공세를 받을 수밖에 없는 취약점이 우리 자신에게 있다는 점을 인식해야 한다. 그것은 바로 전문적인 영역으로 발달된 연구체계, 진료체계의 미흡함이 존재하기 때문이다. 다시 말해서 우리가 각 부분에서 전문적인 연구체계와 진료체계를 구축하여 왔다면, 폄하 그 자체가 일어날 수 없고 위축되는 상황도 일어날 수 없는 일이다. 자생한방병원처럼 추나전문병원으로 구축된 경우, 이에 대한 어떤 비판, 위축도 일어날 수 없듯이 성인병, 암, 불임, 소아질환, 이비인후과질환 등 각 부분에서 전문진료시스템과 병원들이 각 지역마다 유지, 운영되고 있다면 의학 그 자체에 대한 비난은 아무런 의미를 갖지 못하게 된다. 예로 양방의학은 암 치료에 대한 심각한 부작용을 가지고 있음에도 불구하고 또 그에 대한 강도 높은 비판이 자체 내에 일부 있음에도 불구하고 나날이 강건한 체계를 구축한 것처럼, 전문적인 체계를 구축한 의료는 다른 분야와 다르게 생명을 다루기에 마치 신성불가침의 영역처럼 공공성, 절대성을 갖는다. 한의학은 이의 문제점을 염두에 두면서도 그 기초적인 작업으로 전문적인 진료체계, 병원체계를 구축하기 위해서 우수한 전문의를 필요로 한다. 또한 일반적으로 우러러보고 선망의 대상이 될 수 있는 인의(仁醫), 명의(名醫)도 전문적인 기술을 바탕으로 이루어져야 할 시대를 맞이하고 있다.

7. 해외에 눈을 돌리자

세계적인 의료추세 중에 미국 및 유럽 등지에서 동양의학을 중심으로 한 대체보안요법이 떠오르고 있다고 한다. 전통적인 서양의료에 회의를 느끼거나 관리되지 못하는 부분에 대해 동양의학에서 해결하거나 보안할 수 있지 않나 관심이 크다는 것이다. 72년 닉슨의 중국 방문 이후 침술에 대한 서구의 관심은 지난 40년간 증대되어 왔고 지금은 통증에 대한 침술의 효과가 대체로 인정되고 있다. 오늘날 미국과 유럽에서는 서양의사들의 침 시술 행위가 광범위하게 행해지고 있고 매년 중국으로 침구수업을 받기 위해서 수백 명의 서양의사들이 방문한다고 한다. 동양의학에 대한 신비로운 경험과 경외감으로 바라보는 서구인들이 동양의학의 정수를 바로 경험하여 동양의학에 대한 바른 이해를 통해서 향후 동양의학이 서양 국가에서 발전, 통합의학이나 대체보안의학으로서 발전을 기대해 본다.

2010년 8월 말 한의사협회지와 일간 신문 등에 한의사의 공급과잉 상태에 따른 한의계의 어려움을 보도하였다. <한의사 10년 새 7,000여 명 늘어 초임 200만 원 취직도 쉽지 않아>라는 기사 제목에 '내부경쟁도 점점 심해진다. 매년 850명의 한의사가 쏟아져 나온다. 2000년 8,845명이던 한의사가 올 6월 1만 6,038명으로 81% 증가했다. 의사(48%)보다 증가 폭이 가파르다. 폐업한 한의원도 2002년 한 해 503곳에서 지난해 727곳으로 늘었다. 면허를 갓 취득한 한의사들은 월급 200만 원을 받고 한의원 부원장으로 취직하는데 이마저 자리를 구하기 쉽지 않다.'

국내한의계의 과잉적인 한의사 배출은 개원 임상가를 어렵게 하는 것이 사실이다. 우리 의료가 자본주의 개인 시장경제에 맡기다시피 하여 국가책임의 사회민주주의 의료제도를 채택하지 않고 있기 때문이다. 사회복지제도가 정치제도에 의해서 좌우되기 때문에 현재 정치상황하에서 개원 형태는 앞으로도 다른 변수를 찾기 어려운 상황이다. 그러므로 우리는 스스로 자립의 길을 찾지 않으면 안 된다. 그 대안으로 국외, 해외에 눈을 돌려야 할 것이라 본다. 이를 위해서 무엇을 준비할 것인가? 생활상에서 느끼는 점을 바탕으로 말을 해 보면, 광주에서 외국인노동자 진료를 몇 년째 참여하고 있는데, 외국인노동자 진료를 하면서 느낀 첫 번째 문제는 문화 차이와 함께 언어장벽이다. 중국, 몽골, 베트남, 태국 등 동아시아문화권의 영향을 받는 곳은 침 시술의 접근이 용이하지만 스리랑카, 파키스탄 등 중동 쪽은 기피, 거부하는데 이를 구체적으로 하나씩 설명하고 이해, 설득하자면 먼저 언어의 장벽을 넘어서야 가능하다. 그런데 말이 통하지 않으니 그쪽 환자는 한방에 접근조차 하지 못한 상황이 한동안 지속되었다. 그동안 수백 수천 년간 이어 온 동양의학의 문화가 있기 때문에 오늘날 한의사들이 국내에서 이나마 의료인 대접을 받으며 존립하고 있다는 것을 절실히 느끼면서, 외국에 나가기 위해서는 먼저 무엇보다 국제공통어인 영어를 잘 습득해야 할 것으로 보인다. 이는 기성세대가 되어 버린 나 같은 선배보다 지금 졸업하고 있는 후배들이 더 잘 알고 있을 것이라 보며 또한 준비도 착실히 하고 있을 것이라고 본다. 실은 이 글의 앞까지 전체 작성된 상태에서 미국 교환교수로 다녀온 친구를 만나면서 전에 생각해 두었던 바가 떠올라 '해외에 눈을 돌리자'라는 문구로 조언을 해 본다. 기성세대는 영어접근이 용이하지 않고 해외로 진출하는

데 다소 어려움이 있다. 하지만 신세내는 회화를 바탕으로 하고 젊은
패기와 함께 진취적인 기상 그리고 외국의 정보 소통에 접근성이 높
은 관계로 해외진출이 용이할 것이다. 해외진출은 개인적인 활동력 증
가와 함께 한의학 및 국익에 큰 밑거름이 될 것이다.

최희석

원광대학교 한의과대학 및 동 대학원 졸업
전) 조선대학교 환경보건대학원 겸임교수
　　광주환경운동연합 지도위원
현) 대한한의사협회 명예기자
　　네이버상담한의사 우수 회원(2010년)
　　틔움키움 광주전남네트워크 이사
　　광주외국인노동자건강센터 한방 참여
　　광주시민센터 의료인 모임 등
　　자연그린한방병원 대표원장

『한의사의 하루진료』
『임상맥진강좌입문』
『태교신기』
『100일 기도』
『암환자의 임상사례집』 등

한의사를 위한 의학정보 인터넷카페
(희망의 한의학 http://cafe.daum.net/newdoctor1)

임상한의학,
어떻게
공부할 것인가?

초판인쇄 | 2010년 12월 30일
초판발행 | 2010년 12월 30일

지 은 이 | 최희석
펴 낸 이 | 채종준
펴 낸 곳 | 한국학술정보㈜
주   소 | 경기도 파주시 교하읍 문발리 파주출판문화정보산업단지 513-5
전   화 | 031) 908-3181(대표)
팩   스 | 031) 908-3189
홈페이지 | http://ebook.kstudy.com
E-mail | 출판사업부 publish@kstudy.com
등   록 | 제일산-115호(2000. 6. 19)

ISBN   978-89-268-1791-9 93510 (Paper Book)
           978-89-268-1792-6 98510 (e-Book)